入职住院医师核心置信职业行为
——课程开发者指导手册

Core Entrustable Professional Activities for Entering Residency:
Curriculum Developers' Guide

原　著　美国医学院校协会（AAMC）

主　译　李海潮（北京大学第一医院）

副主译　齐　心（北京大学第一医院）

　　　　黄　蕾（同济大学附属同济医院）

译　者（按姓名汉语拼音排序，均为北京大学医学部）

　　　　陈佳慧　陈卓婧　董芮岚

　　　　刘以恒　夏雨奇　张丽媛

北京大学医学出版社

RUZHI ZHUYUAN YISHI HEXIN ZHIXIN ZHIYE XINGWEI——KECHENG KAIFAZHE ZHIDAO SHOUCE

图书在版编目（CIP）数据

入职住院医师核心置信职业行为：课程开发者指导手册 /
美国医学院校协会著；李海潮主译 . —北京：
北京大学医学出版社，2021.5
书名原文：Core Entrustable Professional Activities for Entering Residency：Curriculum Developers' Guide
ISBN 978-7-5659-2395-1

Ⅰ . ①入…　Ⅱ . ①美…②李…　Ⅲ . ①医师 – 岗位培
训　Ⅳ . ① R192.3

中国版本图书馆 CIP 数据核字（2021）第 059613 号

北京市版权局著作权合同登记号：图字：01-2021-2507

入职住院医师核心置信职业行为——课程开发者指导手册

主　　译：李海潮
出版发行：北京大学医学出版社
地　　址：（100191）北京市海淀区学院路 38 号　北京大学医学部院内
电　　话：发行部 010-82802230；图书邮购 010-82802495
网　　址：http://www.pumpress.com.cn
E-mail：booksale@bjmu.edu.cn
印　　刷：中煤（北京）印务有限公司
经　　销：新华书店
责任编辑：赵　欣　责任校对：靳新强　责任印制：李　啸
开　　本：889 mm×1194 mm　1/16　印张：7.75　字数：240 千字
版　　次：2021 年 5 月第 1 版　2021 年 5 月第 1 次印刷
书　　号：ISBN 978-7-5659-2395-1
定　　价：59.00 元

版权所有，违者必究
（凡属质量问题请与本社发行部联系退换）

中文版前言

我国于 2013 年底正式确立住院医师规范化培训制度，强调了在住院医师培训过程中实施胜任力导向医学教育。2018 年，教育部、国家卫生健康委员会和国家中医药管理局联合发布《关于加强医教协同实施卓越医生教育培养计划 2.0 的意见》（教高〔2018〕4 号），明确提出"紧紧围绕健康中国战略实施，树立'大健康'理念，深化医教协同，推进以胜任力为导向的教育教学改革"。作为第三代医学教育改革的标志性特征，胜任力导向医学教育已经被越来越多的人所认识，从毕业后教育开始，逐渐向院校教育阶段延伸，不断推动医学教育的发展。

回溯我国胜任力导向医学教育的研究和实践，孙宝志教授于 2011 年承担了国家医学考试中心的"中国临床医生岗位胜任力模型构建与教学改革"课题，在我国率先开展了胜任力的研究，并于 2015 年出版专著《中国临床医生岗位胜任力模型构建与应用》，提出了包括八大核心要素、76 项基本要素在内的中国临床医生岗位胜任通用标准。2012 年北京大学第一医院同加拿大皇家内科与外科医师学院合作成立"毕业后教育合作中心"，在国内开始探索基于加拿大专科医师培训指南模型（CanMEDS）的胜任力导向的毕业后教育（包括住院医师和研究生），并结合我国实际情况进行本土适切化的内容调整。2019 年，北京大学第一医院获得加拿大皇家内科与外科医师学院的国际机构认证。该认证的核心内涵就是"胜任力导向的教育"。2015 年，北京协和医院联合国内 6 家高水平教学医院成立"中国住院医师培训精英教学医院联盟"，开展住院医师培训的交流和研究，在借鉴国际核心胜任力以及国内调研的基础上，于 2018 年 9 月发布了包含六项核心胜任力在内的中国首个《住院医师核心胜任力框架共识》。在此过程中，胜任力导

向医学教育的研究逐渐活跃，同时，胜任力导向培养的理念和目标在我国的住院医师规范化培训工作中也越来越清晰。

胜任力导向医学教育理念源于不断发展变化的医疗卫生体系所面临的高度专业化、区域发展不平衡等多种实际存在的问题，以及由此产生的医疗卫生领域低效率、高成本等现状，呼唤未来的医学人才能通过相关能力的培养，提升在相互依存的世界中医疗卫生体系的整体水平。通过建立胜任力模型，整个教育和培养体系，以及教学和培养对象都明确未来医疗卫生体系的从业者所应该具备的综合能力，从而获得改变现状的可能性，引领医疗卫生体系的改革与发展。

胜任力导向医学教育不同于以知识和技能为目标的传统教育模式，践行能力导向的培养，必须建立合适的能力评价体系。这个评价体系不应该是纸笔考试和简单的技能操作，而是培训对象在实际工作中所展现出来的实际能力，即基于工作场所的评价（workplace-based assessment，WBA）。因此，胜任力导向医学教育要求在工作场所实现对能力更为准确的观察和评价。在最初的模型中，无论是加拿大的 CanMEDS，还是美国的六项核心胜任力，虽然在很大程度上都推动了胜任力导向医学教育的实践，但是对于评价者和被评价者而言，必须在医学、心理学、社会学乃至教育学等方面具有较为深刻的认识，才能达成对胜任力更为精准的理解。为了解决认知层面的困难，更好地使胜任力导向医学教育落地，里程碑（milestone）的概念应运而生，即通过锚定各项胜任力在不同能力水平上的具体表现的描述，让评价者和被评价者都能更为准确而清晰地理解被评价者需要达成的胜任力水平。经过这样的处理，就将胜任力模型转化为进阶式的分阶段具体行为目标，有助于胜任力评价的落实，而且使得个

性化发展成为可能，由此改变时间依赖的"无差别式"成长。不同个体可以根据自己所处的不同胜任力的里程碑阶段，更好地规划下一步的培养目标。

但是里程碑也存在一定的问题，主要体现在每项核心胜任力中包含较为丰富的二级指标，以此来全面而充分地评价胜任力。如此一来，里程碑就成为一个由胜任力二级指标和进阶分级所构成的非常复杂的体系。评价过程需要花费不少时间，这给"里程碑"的落地增加了难度，同时，这样的拆分在一定程度上损害了胜任力的整体性。

为解决上述问题，荷兰学者 Ten Cate 教授提出了置信职业行为（entrustable professional activities，EPAs）的理念，首先确定包含多种胜任力的关键临床实践行为，评价者通过对学员从事这些职业行为的被信任（即置信）程度的评价，实现对其胜任力的评价。EPAs 将评价方式从里程碑中的二级指标，转变为对学员的特定职业行为中的整体行为的评价。这种转变使参与评价的临床教师能更为熟练而准确地开展评价，简化评价过程及评价分级，从而更符合 WBA 的评价规律。评价者本人可以不经过更为系统和细致的胜任力模型及胜任力二级指标的培训，只需要知晓相关临床行为的规范，就实现对学员在临床实践中相关行为置信程度的评价。这些职业行为涵盖了大部分重要的临床实践，从而保障了评价的效度；同时每项行为包含着数种胜任力，通过对相关行为进行评价，可以对同一项胜任力实现多次评价，保障评价的信度。而且，EPAs 与学员的实际临床水平密切关联，体现出 EPAs 的实用价值，能够直接转化为上级医师对学员的临床工作的布置和安排，同时兼具了里程碑的进阶式评价特征，有助于目标精准地实现个性化的培训和成长，从而实现 EPA 的教育影响。因此，EPAs 或许会成为未来胜任力导向评价的重要工具。当然，EPAs 还在不断的发展中，还存在这样或那样的问题。EPAs 如何实现与胜任力之间的映射关系？在缺少具体行为描述后，如何保证临床教师之间评价的一致性？等等。这些都是需要进一步研究和解决的问题。

在院校教育和毕业后教育的衔接方面，EPAs 可以促使本科教学实践中培养目标的具象化，有助于指导临床见实习教学的安排和评价，从而通过胜任力导向医学教育的落实，更好地实现院校教育与毕业后教育的有机衔接，更好地体现医教协同的理念。

本书是美国医学院校协会（Association of American Medical Colleges，AAMC）于 2014 年发布的住院医师入职时的 EPAs，即成为住院医师的第一天时所应具备的 EPAs，也就是院校教育阶段所应达成的培养目标。本书结合具体范例，非常详细地描述了 13 项 EPAs，对于在院校教育阶段进行胜任力导向医学教育具有重要的参考价值。

当前，我国抗击新冠肺炎疫情已经取得了重大的阶段性胜利，为世界范围内疫情的控制提供了宝贵的经验。在此背景下，国务院办公厅出台《关于加快医学教育创新发展的指导意见》（国办发〔2020〕34 号），强调了医学人才创新培养的重要意义，为院校教育和毕业后教育的发展明确了方向，尤其强调了临床实践教学的重要性和医学生能力导向的考试评价改革。因此，本书的出版可以为院校教育阶段的教学改革提供重要的参考。

本书的引进、翻译获得了全国医学教育发展中心侯建林、程化琴、吴红斌老师的帮助，在此表示感谢。

虽然经过了将近 10 年的实践，胜任力导向医学教育对于我们而言仍有很大的提升空间，EPAs 更是如此。对于 EPAs 的理解和应用在现阶段的看法一定是"仁者见仁、智者见智"，但作为新的医学教育理论，我们非常期待 EPAs 在未来的实际应用。因为译者水平所限，定有错漏之处，恳请大家批评指正，以便我们不断地改进和完善。期待与同仁们在医学教育的道路上携手同行，共创未来。

李海潮

2021.5.3

指导手册前言

    非常高兴能为大家提供《入职住院医师核心置信职业行为》（*Core Entrustable Professional Activities*）最终的"1.0版"。这是过去一年半以来大量辛苦工作的结晶。你们中有很多人通过反馈小组（Reactor Panel）或美国医学院校协会（Association of American Medical College，AAMC）的各种小组参与了该项工作，提供了珍贵且可行的建议。真诚感谢各位的付出，希望大家能在书中看到自己努力的成果。

    该指导手册的面世与其说是结束，不如说更像是一个开始——未来将邀请大家讨论如何确保医学生为住院医师培训做好准备。本书汇集了相关文献和"集体智慧"，我们也确信，当前的版本将随着大家即将开展的工作而改变。我们希望您读完本书后，能激发您重新思考对学员的预期学习结果，以及他们在和您接触过程中所遇到的各种学习经历以及评价机会。

    或许最重要的是，恳请您在不断的测试及早期施行过程中能继续给予我们反馈。我们需要从您那里了解在何种情况下、对谁而言、什么措施是有效的。我们希望当您开始在您的工作中回答这些问题时，可以通过美国医学院校协会的 iCollaborative 网站分享您的经验：

www.mededportal.com/icollaborative/resource/887

    基于您的反馈，我们撰写了两份独立的手册。一份是为课程开发者提供我们是如何根据胜任力领域、胜任力内容及其相对应的里程碑理解置信职业行为（EPAs）的细节，另一份是为一线教师和学员提供有关 EPAs 的描述，包括对学员行为的叙述和逐项说明，以及置信前学员与置信学员发生这些行为的临床案例。

    希望对各位而言，这是能够让大家重新思考对医学院校毕业生胜任力期待的切实的路径。从一开始，我们就秉持关注患者安全的原则，因此我们渴望看到这种"练习"工作能够真正转化为完全不同的"床旁"工作。我们期待着向您学习，因为入职住院医师的核心置信职业行为现在正从学习阶段转化为测试和实施阶段。

入职住院医师核心置信职业行为起草小组

指导手册致谢

感谢咨询小组的诸位，感谢他们参加 2012 年 9 月 19 日的会议，帮助我们成立该项目。

Robert G. Carroll, Ph.D.
Assistant Dean for Academic Affairs
in the Basic Sciences
Brody School of Medicine
East Carolina University

Jason R. Frank, M.D., M.A. (Ed.), FRCPC
Director, Specialty Education Strategy, and Standards
Royal College of Physicians and Surgeons of Canada

Tracy B. Fulton, Ph.D.
Professor, Biochemistry and Biophysics
Competency Director, Medical Knowledge
University of California at San Francisco

Heather Hageman
Director of Educational Planning and Program
Assessment
Director, Standardized Patient Program
Washington University School of Medicine

Janet E. Lindsley, Ph.D.
Associate Professor of Biochemistry
Assistant Dean of Curriculum
University of Utah

Deborah Simpson, Ph.D., M.A.
Medical Education Program Director,
Aurora Health Care
Clinical Adjunct Professor of Family Medicine, University
of Wisconsin School of Medicine and Public Health

Mark C. Wilson, M.D., M.P.H.
Associate Dean, Graduate Medical Education
University of Iowa, Carver College of Medicine
DIO, University of Iowa Hospitals and Clinics

我们要感谢许多人，他们是我们反馈小组的成员，感谢他们在完善入职住院医师核心置信职业行为过程中宝贵的反馈意见。

特别感谢 AAMC 胜任力导向学习与评价小组的首席专家 Jan Bull，感谢他为起草小组提供背景材料及汇总文本所做的努力。

我们还要感谢 Olle ten Cate 提出置信职业行为理念的先见，以及他所提供的重要反馈。

入职住院医师核心置信职业行为起草小组

Timothy Flynn, M.D., Chair
Senior Associate Dean for Clinical Affairs
University of Florida

Stephanie Call, M.D., MSPH
Program Director, Internal Medicine
Virginia Commonwealth University

Carol Carraccio, M.D., M.A.
Vice President, Competency-based Assessment
American Board of Pediatrics

Lynn Cleary, M.D.
Vice President for Academic Affairs
State University of New York, Upstate

Tracy B. Fulton, Ph.D.
Professor, Biochemistry and Biophysics
Competency Director, Medical Knowledge
University of California at San Francisco

Maureen Garrity, Ph.D.
Dean for Student Affairs
University of Colorado, Denver

Steven Lieberman, M.D.
Senior Dean for Administration
University of Texas Medical Branch, Galveston

Brenessa Lindeman, M.D.
Resident Physician, General Surgery
Member, AAMC Board of Directors
Johns Hopkins University

Monica L. Lypson, M.D., MHPE
Professor of Internal Medicine and Medical Education
Assistant Dean for Graduate Medical Education
University of Michigan Medical School

Rebecca Minter, M.D.
Associate Chair of Education, Department of Surgery;
and Associate Program Director, General Surgery
University of Michigan

Jay Rosenfield, M.D., M.Ed.
Vice Dean, Undergraduate Medical Professions Education
University of Toronto

Joe Thomas, M.D.
Intern, Emergency Medicine
Mayo Clinic

Mark C. Wilson, M.D., M.P.H.
Associate Dean, Graduate Medical Education
University of Iowa, Carver College of Medicine
DIO, University of Iowa Hospitals and Clinics

AAMC Staff

Carol A. Aschenbrener, M.D.
Chief Medical Education Officer

Robert Englander, M.D., M.P.H.
Senior Director, Competency-based Learning and Assessment

For inquiries and correspondence, contact Dr. Robert Englander at **renglander@aamc.org**.

目 录

背景与本书内容

近年来，项目主任（program directors）越来越担心一些医学院校的毕业生没有为住院医师培训做好准备[1-3]。美国和加拿大[4-5]都在努力明确医生成长过程中关键转换点（从大学到医学院，从医学院到住院医师，从住院医师到独立执业或者专科医师）的要求。

医学教育联络委员会（Liaison Committee for Medical Education，LCME）的标准要求所有被认证的医学院必须具有基于行业和公众所重视结果的教育目标。大多数医学院有与基本能力和学校独特愿景相关的"毕业生胜任力"或"毕业目标"。然而，到目前为止，医学院校教育（undergraduate medical education，UME）界还没有一致认可的所有毕业生都应该或必须遵守的通用核心行为。2013年，美国毕业后医学教育认证委员会（Accreditation Council for Graduate Medical Education，ACGME）与美国医学专科委员会（American Board of Medical Specialties，ABMS）合作启动了里程碑项目（milestone project）[6]，定义了每项胜任力表现的进阶水平，并且希望住院医师在培训结束和参加专科医师资格考核前能够到达特定的里程碑。因此，现在是时候确定一个简要的清单，列出我们所期望的医学博士（M.D.）从医学院校毕业过渡到住院医师这个节点所能具备的综合行为——入职住院医师核心置信职业行为。

AAMC召集了一个由经验丰富成员组成的起草小组来做这项重要的工作。起草小组的成员包括1名医学生、1名住院医师、1名基础医学科学家和几位著名的医学教育家，从而保证了从医学院校教育到临床实践的连续性。起草小组的工作在已有工作的基础上进行，包括AAMC的医学生临床教育项目（project on the clinical education of medical students）[4]、里程碑项目[6]、已发表的关于UME-GME过渡的研究论文[7-9]，以及最近发表的"医师通用胜任力参考列表"（Reference List of General Physician Competencies）[10]。

该项工作所选择的概念框架（conceptual framework）

为了建立概念框架，起草小组的成员们首先就以下定义达成一致：

1. 胜任力（competency）：胜任力是指医务人员可被观察到的能力，综合了知识、技能、价值观和态度等多种因素。由于胜任力是可被观察到的，所以能够被测量和评价，以确保其可以通过学习获得[11]。

2. 置信职业行为（entrustable professional activity，EPA）：EPAs是指专业实践活动，其定义为学员在具备足够的特定胜任力后，能被充分信任地在无人监督指导（supervision，下文简称"督导"）的状态下所承担的任务或职责。EPAs的过程和结果能够被独立地执行、观察和测量，因此适合于置信决策[12]。

3. 里程碑（milestone）：里程碑是一种行为描述，用来说明特定胜任力不同能力水平的表现（源自ACGME的里程碑项目[6]）。

在充分考虑文献中现行两种概念框架，即胜任力和EPAs的优缺点后[13]，起草小组决定继续使用EPAs（表1）。需要注意的是，EPAs和胜任力并非互相排斥。相反，根据定义，EPAs需要多种胜任力的整合，而胜任力能通过表现得到最好的评价（正如EPA框架可以提供的那样）。图2对EPAs、胜任力和里程碑三者之间的关系做了进一步的说明。

表 1　需要考虑的两个概念框架——胜任力和 EPAs 的优缺点比较

	EPAs	胜任力
优点	● EPA 是"行为"，可以被教师、学员和公众所理解 ● 代表了职业中的日常工作 ● 可以将胜任力和里程碑放在我们所处的临床环境中考虑 ● 通过将里程碑和有意义的行为相结合，使评价更具可操作性 ● 在评价体系中明确信任和督导的概念	● 近十年来，胜任力一直是毕业后医学教育领域中评价的基础 ● 是对"好医生"的整体定义 ● 对部分"传统"胜任力领域（医学知识和患者照护）的评价证据确凿 ● 至少在 GME 阶段，用于建立或改进基于临床表现的"里程碑"
缺点	● 较晚近才出现在文献中 ● 世界范围内少有应用 ● 最初是为住院医师向独立实践过渡而设计	● 相对抽象 ● 各自分散，因此不是我们通常思考或观察学员的方式

入职住院医师核心 EPAs 起草小组的职责

选定概念框架后，起草小组负责以下工作：

描述**所有入职住院医师者在培训第一天，不论什么专科，都在毋需直接督导的情况下能够完成的行为**。采用 ACGME 直接督导和间接督导的定义[14]：

1）直接督导（direct supervision）：督导的医生与住院医师和患者在一起。

2）间接督导（indirect supervision）：可以分为两个层次。

a. 可立即转换为直接督导（direct supervision immediately available）：负责督导的医生本人在医院或其他医疗地点，可以即刻过来进行直接督导。

b. 可进行直接督导（direct supervision available）：负责督导的医生不在医院或其他医疗地点，但可以借助电话和（或）电子通讯方式立即进行直接督导。

指导原则

在描述入职住院医师的核心 EPAs 之前，起草小组确定了以下指导原则：

A. 总体原则

● 该项工作的主要动因是患者安全。关注 UME-GME 过渡期，规范安全、有效和富有同情心照护的专业发展。

● 第二动因是增强新住院医师、项目主任和患者的信心，使他们了解住院医师在入职时必须具备在没有直接督导下实施行为的能力。

● 这些行为是入职住院医师一系列必备但不充分的胜任力，需要说明的是这些行为是"核心"，而不是上限。

● 这些行为旨在补充而非取代各医学院和专科基于自身愿景和专科特征的毕业时胜任力。

B. 实施原则

● 该项工作的成功实施需要对教师们进行 EPAs 教学、直接观察、使用基于工作场所的评价工具以及提供反馈等方面的培训。

C. 评价原则

● 评价必须贯穿过程中的每一步。

● 对这些行为的评价必须包括基于直接观察的质性反馈。

- 对于新的或现有的评价工具的信效度分析应顾及成本、可行性和教育影响[15]。
- 关键胜任力及其里程碑应该与EPAs联系起来，为新住院医师提供一个共同预期行为的思维模式，帮助师生进行评价。
- 理想的实施和评价体系将为学生提供多次机会，反复进行低利害的形成性评价，最终在毕业时对所有13项EPAs均能做出置信决策。

入职住院医师的核心EPAs与医学院或专科EPAs间的关系

入职住院医师核心EPAs被设计成医学院校所有毕业要求中的一项。医学院可能会有自己额外的基于自身愿景的毕业要求，专科会对入职住院医师的进入本专科的学员设定特殊的专科EPAs要求。核心EPAs还可能是任何开业医师或专科医师特定EPAs中的一项基础EPA。图1描述了入职住院医师核心EPAs、医学院毕业要求、医师通用EPAs和专科医师EPAs之间的关系。

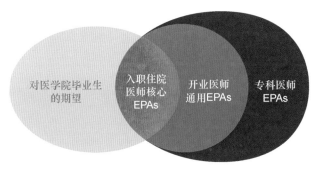

图1　入职住院医师核心EPAs和医学院毕业要求、医师通用EPAs、专科医师EPAs之间的关系

EPAs、胜任力和里程碑之间的关系

在讨论EPAs、胜任力和里程碑间的关系之前，需要强调的是，有两种胜任力是所有EPAs的基础，因为它们是置信决策所需的：①诚信；②对自身局限的清晰认识，以至能够适时寻求帮助的行为[16]。因此，在置信决策前，这两种胜任力都应该被记录在学员的档案中。

已有文献阐述了EPAs和胜任力的关系[12, 17]。EPAs是工作的一部分，而胜任力是个人能力。EPAs的标志性特征之一，是其表现要求整合多项胜任力，通常包含多种胜任力领域。为了将该理念应用于工作中，起草小组勾画了与13项EPAs中每一项置信决策关联性最强的5～8项胜任力。这些胜任力源自"医师通用胜任力参考列表"[10]。

此外，需要强调的是，人际关系和沟通技巧（interpersonal and communication skills，ICS）与职业素养胜任力被整合到了入职住院医师核心EPAs中。附录D用表格形式展示了督导者做出置信决策的关键因素，即每项胜任力与各项EPAs的关联次数。读者可以从附录中发现，ICS与职业素养胜任力是在实施EPAs时最常被提及的关键胜任力。事实上，ICS 1和ICS 2分别是指与患者及其家属的有效沟通（ICS 1），以及专业内和跨专业同事间的有效沟通（ICS 2），这两者与EPAs的关联次数最多。

尽管已有文献对EPAs与胜任力之间的关系进行了相对明确的阐述，但EPAs和"里程碑"之间的关系尚不清楚。EPAs为胜任力提供了临床情境。因此，每项EPA都提供了与置信决策相关的关键胜任力情况。每项胜任力都有与之相关的里程碑，这些里程碑是能力不断提高的行为标志。因此，EPAs与胜任力对应的里程碑直接相关，而这些胜任力在各项EPA的置信决策中非常关键。

当我们确定了与每项EPA相关的关键胜任力以后，我们寻求开发每项胜任力的里程碑。在撰写EPAs时，我们使用了已发表的儿科学（PEDS）[18]、外科学（SURG）[19]、急诊医学（EM）[20]、内科学（IM）[21]和精神病学（PSYCH）[22]中的里程碑，以及跨专业协作（interprofessional collaboration，IPEC）[23]的核心胜任力。我们为每项胜任力开发了两个里程碑：①"置信前"（pre-entrustable）学员的里程碑（即学员尚未获得足够信任，不能在无直接督导下实施该行为）；② "置信"（entrustable）学员的里程碑（即学员已获得足够信任，可以在无直接督导下实施该行为）。随后我们综合了置信前学员的所有里程碑，制订了这一水平学员的整体描述和叙述性描述，对于置信学员我们也做了相同的工作。制订了这些行为描述之后，我们将其转化为临床情境（clinical vignettes），作为与临床情境相匹配的教师发展和评价的基础[24]。按照制订的入职住院医师核心 EPAs，图 2 描述了 EPAs 与胜任力、里程碑之间的关系。

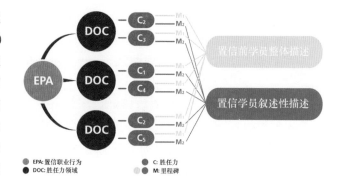

图 2　EPAs 通常需要 2 项及以上胜任力领域的整合。对每项胜任力而言，里程碑可以被设计并整合成对置信前和置信不同水平学员预期行为的整体描述

如何使用本书

内容

本书描述了所有专业住院医师入职第 1 天，在无直接督导下可以完成的 13 项 EPAs。

每项 EPA 包括以下内容：

- EPA 及其相关关键功能的描述
- 相关胜任力领域列表
- 对置信决策起关键作用的每项胜任力领域列表
- 与 EPA 关键胜任力相关的置信前和置信行为里程碑描述表
- 对每项 EPA 基于里程碑的置信前和置信学员预期行为的描述
- 每项 EPA 的临床情境，描述置信前和置信学员在该临床情境中的可能表现

附录 A 提供了起草小组成员用于制作每项 EPA 的工作表模板。附录 B 是置信前和置信学员的预期行为列表。附录 C 是医师通用胜任力参考列表，用以描述与每项 EPA 相关的关键胜任力[10]。最后是附录 D，展示了全部 13 项 EPAs 中与每项 EPA 相关的胜任力次数。

使用指导手册进行课程开发和评价

EPA 的描述与胜任力和里程碑列表应当作为课程开发的基础。试图采用 EPAs 的医学院需要解决课程和评价问题。具体问题包括：

- 如何教授 EPA？

- 何时、何地加入课程？
- 教学内容是什么？
- 谁来教授 EPA？
- 如何评价 EPA？
- 谁进行置信决策？
- 如何进行置信决策？

使用指导手册进行教师发展

EPA 的描述、预期行为和临床情境应当作为教师发展（faculty development）的基础。在临床前和临床情境中，教师可以将该指导手册作为反馈和评价的参考。一线教师不需要了解涉及课程和评价所必需的胜任力解读和里程碑开发细节。因此，我们开发了针对一线教师和学员的另一个版本，删除了对观察和评价 EPA 以及做出置信决策不重要的细节。该版本可在网络上获取，名为"入职住院医师核心置信职业行为：教师和学员指导手册"（ *Core Entrustable Professional Activities for Entering Residency*： *Faculty and Learners Guide* ）。

使用指导手册培养学员

学员可以通过本书了解毕业时对他们期望的核心要求。对 EPA 的描述本身就是一种期望，从置信前行为到置信行为的发展过程就是实现这些期望的路线图。

EPA 1：病史采集和体格检查

1. 行为描述	入职第 1 天：住院医师在没有督导的情况下，能够重点突出而有序地进行准确全面或重点的病史采集和体格检查，并且尊重患者。病史采集和体格检查应该与临床情况和患者的特定情况相符合。这种资料收集以及与患者的互动是临床工作的基础，也是患者评估和管理的基础。学员需要将医学的科学基础与临床推理技能相结合，以指导他们收集临床信息。 **功能** ***病史采集*** ● 有序地获取完整而准确的病史。 ● 展现以患者为中心的问诊技能（关注患者的语言性和非语言性暗示、患者及患者家庭文化、健康的社会决定因素、对解释或适应性服务的需求；寻找疾病发生的理论背景；全方位接触患者，并表现出积极的倾听技巧）。 ● 识别常见病情、症状、主诉和疾病状态（急性和慢性）的相关病史要素。 ● 在紧急和突发情况，以及会诊时，进行重点问诊。 ● 考虑可能影响患者描述症状的文化因素和其他因素。 ● 必要时，通过对其他信息来源的识别和使用获取病史，这些信息来源包括但不限于家庭成员、初级保健医生、生活设施和药房工作人员。 ● 在收集与患者照护相关的重点信息时，展示临床推理能力。 ● 表现出文化意识和谦逊（例如，认识到自己的文化模式可能与其他人不同），并且意识到自己在与患者交流过程中可能存在的（有意识和无意识的）偏见。 ***体格检查*** ● 合理流畅地按顺序进行完整而准确的体格检查。 ● 进行与病情和患者就诊目的相关的重点体格检查。 ● 识别、描述并记录体格检查的异常发现。 ● 展示以患者为中心的体格检查技术，尊重患者的隐私，使患者感到舒适和安全（例如，解释体格检查的手法，告诉患者每一步在做什么，检查时给患者盖上衣物）。
2. 最相关的胜任力领域	☑ 患者照护　　　　　　　　　　☑ 职业素养 ☑ 实践知识　　　　　　　　　　☐ 基于系统的实践 ☐ 基于实践的学习和改进　　　　☐ 跨专业合作 ☑ 人际关系和沟通技巧　　　　　☐ 个人和专业发展
3. 每个领域内对置信决策至关重要的胜任力 （见附录 C）	PC 2　　　　P 1 KP 1　　　　P 3 ICS 1　　　　P 5 IC 7

关键胜任力	置信前行为	置信行为
PC 2：通过病史采集、体格检查和实验室、影像学与其他检查收集必要和准确的患者及其病情信息	忽视患者主诉，按照模板采集信息，造成信息过少或过多，所有信息似乎同等重要。按照获取顺序复述临床信息。收集、筛选、排序和关联信息的能力有限。根据病理生理学基础知识进行分析性推理，但无法将病例发现与既往临床经验相结合。大多数体格检查操作不正确。可能遗漏关键的体格检查结果。不能依据患者的发育状况或行为需求而改变从头到脚的体格检查顺序。未利用或过分依赖二手信息。（PEDS，IM，PSYCH）	具备将当前患者的症状和体征与以往患者情况联系起来的临床经验。仍主要根据病理生理学基础知识进行分析性推理来采集信息，但能够将现有发现和已有的临床经验相联系，能够将信息进行筛选、排序并整合，形成相关的阳性、阴性结果，拓宽诊断考虑。基本体格检查操作正确，能够识别并正确解释异常发现。能够始终根据患者的发育状况选择恰当的体格检查方法，并顺利实施。必要时，可以搜集并获取二手信息。（PEDS，IM，PSYCH）
KP 1：展现对临床情况进行调查和分析的方法	信息回顾分散且缺乏联系。在充分理解学习任务或所需信息类型之前，通常倾向于在没有获得信息或证据支持下，凭"直觉"快速得出结论；不遵循系统性方法对信息进行综合、比较和评价，导致推理过程缓慢，呈线性思维；可能具备相关操作、规则和公式的知识，但缺乏对健康和疾病的整合性思维模式，无法意识到应该在何种情况下运用这些知识以及为什么它们之间是相关的。难以识别重复出现的信息模式。（这是为本书制作的一个新的里程碑）	逐步形成潜在的知识库，能够更快速地进行关联、模式识别和临床推理。能够聚焦认知过程，识别相关信息，确定未知情况，通过及时学习建立关联以解决或回答临床问题。通过比较、综合和评估，将问题的多种表现整合在一起。（这是为本书制作的一个新的里程碑）
ICS 1：与不同社会经济和文化背景的患者、家庭和公众进行有效、恰当的沟通	通常按照模板与患者和家庭单向沟通，无法根据患者独特的人口学特征、认知水平、身体情况、文化背景、社会经济状况或具体情境需求来改变沟通方法。经常使用医学术语。不与患者及家庭讨论诊疗计划（即不进行共同决策）。若患者提出问题时会尊重患者的意愿，但不会主动征询患者的意见。推迟或回避困难或内容模棱两可的谈话任务。（SURG，IM，PEDS，PSYCH）	通常能与患者和家庭进行双向沟通。基于模板沟通时，能根据患者自身的人口学特征、认知水平、身体情况、文化背景、社会经济状况或具体情境需求来进行调整。避免使用医学术语。能运用多种技巧，包括非专业语言、澄清、适当控制节奏、减少每次沟通的信息量等，以确保与患者及家庭进行双向沟通和共同决策。开发困难沟通的脚本进行演练，以提高应对能力。（SURG，IM，PEDS，PSYCH）
ICS 7：表现出对情绪的洞察力和理解力，并做出适当的反应，以发展和处理人际交往	无法在语言和非语言交流过程中准确预测或解读他人的情绪。没有意识到自己的情绪和行为暗示，在交流中可能传递某些情绪（例如，焦虑、兴奋、愤怒），可能会引发他人无意识的情绪反应。无法有效地处理自己或他人的强烈情绪。（PEDS）	在典型的医疗沟通交流场景（包括那些激起强烈情绪的场景）中，以适当和专业的行为来预测、解读和回应情绪反应。运用这些能力与他人建立或维持治疗联盟。非典型或非预期状况可能激起学员的强烈情绪，从而导致无法调节自己的行为并管理情绪。（PEDS）

关键胜任力	置信前行为	置信行为
P 1：展示对他人的同理心、诚信和尊重	表现为职业行为缺失，例如交流时不尊重他人或者不实话实说，尤其是在紧张或疲乏的状态下，或是在复杂或非同寻常的情况下。这些使得他人不得不提醒、介入并解决冲突。他们可能对自己的行为有一定的认识，但是在压力之下无法改变自己的行为。（PEDS，EM，PSYCH）	几乎在所有的情况下都能展示出职业行为，例如交流时相互尊重、实话实说。对自己的行为和职业素养的缺失和激发因素有深刻认知，并能据此保持专业性。（PEDS，EM，PSYCH）
P 3：展示对患者隐私和自主权的尊重	无法始终如一地尊重患者隐私和秘密（例如，在电梯等公共区域讨论患者的信息）。无法清晰说明《健康保险携带和责任法案》（Health Insurance Portability and Accountability Act，HIPAA）的关键内容。没有让患者和家庭成员参与诊疗计划的讨论（即共同决策）。当患者自己提出时会尊重患者的意愿，但不会主动征询他们的意见。（PEDS，IM，PSYCH）	始终尊重患者的隐私和秘密，少有疏漏。能够清晰说明HIPAA的关键内容。请患者和家庭成员参与讨论诊疗计划（即共同决策）。征询并尊重患者的意愿。（PEDS，IM，PSYCH）
P 5：展现对不同患者群体（包括但不限于性别、年龄、文化、种族、宗教、残障和性取向）的敏感和反应能力	从自己视角看待世界，有种族偏向性，难以理解和接受其他文化。无论患者性别、年龄、文化、种族、宗教、残障和性取向如何，都无差别对待。（PEDS，PSYCH，IM）	根据患者的性别、年龄、文化、种族、宗教、残障和性取向，充分认识和了解每名患者的特质和需求。将这些理念纳入患者和家庭成员的照护计划中。家庭成员能意识到这种敏感性。展现文化谦逊。（PEDS，PSYCH，IM）

置信前学员

置信前学员的预期行为

处于此水平的学员采集病史的技能尚不成熟，在收集信息时会出现遗漏或冗余信息。学员还可能不会正确地进行体格检查，或者可能在体检时遗漏关键发现。学员所表现出来的技能上的缺陷可能源于其对信息的筛选、排序和关联的能力有限，或前期的临床训练不足，或掌握的实际知识有限。学员会根据其直觉或有限的能力所建立的相关思考模式进行决策，而不是根据恰当的信息。学员无法持续地进行以患者为中心的病史采集和体格检查，他们要么根据患者的背景情况无差别对待，要么不够重视患者的个人背景情况。

置信前学员的案例

钟淑是基本医疗团队的一名成员，在一家免费诊所接诊患者。今天的第一位患者是 Rodriguez 先生，护士分诊表里记录的主诉是咳嗽。Rodriguez 先生是新患者。当钟淑走进房间时，他已换好衣服坐在检查台上。钟淑关上门，靠墙站着，手里拿着写字板以便标注和填写表格。开始采集病史时，她说："护士说你咳嗽，咳嗽持续多长时间了？"接着她询问了一系列有关咳嗽的症状和进展情况。她发现患者有慢性咳嗽，而且似乎有急性加重。她询问了伴随症状以及加重或缓解因素。她询问了既往史的相关问题，如吸烟史、疾病接触史和既往肺部疾病史。她采集了完整的病史，包括药物使用史，在表格中描绘了家系图。所询问的个人史包括了婚姻状况、目前生活状况和毒品使用史。她没有询问患者的职业和旅行史。她没有表现出对 Rodriguez 先生文化背景的好奇心，也没有询问他的健康信念。

完成病史采集后，钟淑说："好吧，Rodriguez 先生，我要给你做下检查。"她首先进行了 6 个区域的肺部听诊，开始在衬衫下面听诊，到肺上部区域后隔着衬衫听诊。肺部体检时，她让患者"呼吸深一些"。然后，她进行了 4 个区域的心脏听诊。接下来，她从墙上拿下耳镜，并用它检查瞳孔对光反射和眼球运动（让患者向上、向两侧和向下看），向内检查了口咽部，然后牵拉耳郭检查耳。她对患者进行了简单而恰当的腹部体检。检查有无皮疹和足背动脉搏动。她没有注意到患者有颞肌萎缩和双侧颈部淋巴结肿大。

检查后，钟淑告诉患者她将与初级医疗团队讨论后再回来。当她离开房间时，Rodriguez 先生怯怯地问："你觉得我咳嗽的原因是什么？"钟淑转过身来回答："我确信没什么严重问题，可能是上呼吸道感染或支气管炎。有些药物会引起咳嗽，但你没有用过。我们可能会给你进行胸部 X 线检查。"然后她走出房间。

置信学员

置信学员的预期行为

该水平学员通常能采集准确、完整的病史，并且可以在遇到紧急或突发情况或会诊时进行重点问诊。必要时，学员会发现并采用患者以外的信息来源，必要时为保证良好的交流会使用翻译服务。置信学员可以对患者进行准确、完整的体格检查或针对患者的就诊目的进行重点查体，识别并记录异常发现，并向团队成员描述这些发现。置信学员的分析性推理和唤醒以往基础知识、临床经验的能力，使他们能够选择性地进行完整的或重点突出的病史采集和体格检查，引导他们收集与患者诊疗相关的信息。该水平学员能始终运用以患者为中心的问诊技巧和体格检查方法，即使在紧张或疲劳的情况

下，他们也能展示出对患者的尊重，体察患者的情绪反应，对每位患者的独特背景情况和需求保持敏感性，并有能力进行双向交流。

置信学员的案例

钟淑作为基本医疗团队的成员，在一家免费诊所接诊患者。她今天的第一位患者是 Rodriguez 先生，他的护士分诊表记录的主诉是咳嗽。Rodriguez 先生是诊所的新患者。在进入房间之前，钟淑问护士是否需要一位翻译。护士解释说患者的母语是西班牙语，但他英语沟通能力很好。钟淑走进房间时，Rodriquez 先生已经穿好衣服坐在检查台上。钟淑关上门，邀请患者坐到椅子上，然后与他共同回顾病史。钟淑将凳子转过来，以便能面对患者。她问 Rodriguez 先生是否介意她在谈话时做些记录。钟淑在开始之前对 Rodriguez 先生说："很高兴认识你。我叫唐钟淑。你可以叫我唐大夫，今天我在初级医疗团队工作。你今天为什么来诊所？"当患者说出咳嗽的症状时，她说："请把咳嗽的情况再说得仔细一些。"在询问过程中她使用了多种沟通技巧，例如复述听到的内容，简单归纳，就着患者的回答继续追问以便了解更多的细节。她发现患者的慢性咳嗽似乎有急性加重。她询问了有关的伴随症状以及可能需要鉴别的疾病的相关症状，如胃食管反流、过敏性鼻炎、哮喘和恶性肿瘤。她还询问患者是否存在这些可能疾病的重要危险因素，如职业史、旅行史和饮酒史。她详细询问了患者的治疗情况，包括处方药、非处方药以及其他药物的使用，以及相关的家族史、个人史、过敏史（包括过敏反应的表现）。她特别询问了 Rodriguez 先生自己认为的咳嗽的原因，以及是否去看过治疗师或其他医务人员。她发现他看过一个非专业的治疗师，并尝试了一些民间疗法，包括蒜和毛蕊花茶。最后，她问道："Rodriguez 先生，你觉得还有什么病史或咳嗽情况被遗漏了吗？"

完成病史采集后，钟淑说："好的，Rodriguez 先生，我要在这儿给你做个全面的体格检查。我

出去一下，请你换上抽屉里的检查服。一分钟后我回来。现在你还需要什么吗？"钟淑暂时走出房间，关上身后的门。当她返回房间后，她说："Rodriguez 先生，我要对你进行一次从头到脚的全面检查。我会给你解释每一项检查，你有任何疑问请告诉我。"她首先检查患者的头部、眼、耳、鼻和咽喉。每次触摸患者之前，她都会告诉患者她要做什么。她注意到患者有颞肌萎缩，并询问他最近有无体重下降和饮食情况。她还注意到他的颈部淋巴结肿大，并询问患者有无压痛及持续时间。她做了全面的肺部体检，她会掀开患者的检查服以便能直接在每个部位听诊。然后她进行了更详细的检查，如听诊羊鸣音和叩诊。然后进行余下的检查，她仔细检查每一部分，并告知患者她正在做什么。在整个检查过程中，她会特别注意遮盖患者的身体，保持耐心、谦逊，并使患者感到舒适。

体格检查后，钟淑告诉患者，她将与初级医疗团队讨论后再回来。她询问 Rodriguez 先生在检查时是否还想到什么，以及是否还有其他问题。当她离开房间时，Rodriguez 先生怯怯地问："你觉得我咳嗽的原因是什么？"钟淑转过身，再次关上门，并坐在椅子上回答这个问题。她首先问："你在担心什么吗？"Rodriguez 先生承认自己在担心患了癌症。钟淑列举了慢性咳嗽的多种原因，包括上气道咳嗽综合征、胃食管反流、哮喘、过敏、慢性支气管炎、原发性肺部疾病和慢性感染等。她解释说，之所以她问这么多问题，就是为了探寻咳嗽的原因。她说肺癌可以表现为慢性咳嗽。她再次向患者保证，她将与团队讨论他的症状和体格检查，他们将给他做进一步检查以明确病因。她再次询问患者是否还有其他问题，并解释说她会马上回来。然后她走出房间。

EPA 2：接诊后对鉴别诊断排序

1. 行为描述	在进入住院医师培训的第一天，所有医师均需做好准备，能够整合患者信息进行评价，罗列可能的疾病诊断并排序，选择出初步诊断。鉴别诊断是一个动态、不断反思的过程，需要持续调整，以避免临床推理中的常见错误，如过早下结论。 **功能** ● 从既往病历记录、病史、体格检查和初步诊断评估中总结出患者的基本信息。 ● 整合不断出现的新信息，以便持续更新鉴别诊断。 ● 将基础医学与临床推理技能相结合，形成鉴别诊断和初步诊断。 ● 制订处理计划时，得到上级医师和团队成员的认可并确定初步诊断。 ● 解释并记录形成初步诊断的推理过程，并让医疗团队的所有成员知晓。 ● 从自身和患者的角度出发，将模糊的问题纳入鉴别诊断，并接受患者和医疗团队其他成员的质疑和挑战。
2. 最相关的胜任力领域	☑ 患者照护　　　　　　　☐ 职业素养 ☑ 实践知识　　　　　　　☐ 基于系统的实践 ☑ 基于实践的学习和改进　☐ 跨专业合作 ☑ 人际关系和沟通技巧　　☑ 个人和专业发展
3. 每个领域内对置信决策至关重要的胜任力 （见附录 C）	PC 2　　　　ICS 2 PC 4　　　　PBLI 1 KP 2　　　　PPD 8 KP 3 KP 4

关键胜任力	置信前行为	置信行为
PC 2： 通过病史采集、体格检查和实验室、影像学与其他检查来收集必要和准确的患者及其病情信息	忽视患者主诉，按照模板采集信息，造成信息过少或过多，所有信息似乎同等重要。按照获取顺序复述临床信息。收集、筛选、排序和关联信息的能力有限。根据病理生理学基础知识进行分析性推理，但无法将病例发现与既往临床经验相结合。大多数体格检查操作不正确。可能遗漏关键的体格检查结果。不能依据患者的发育状况或行为需求改变从头到脚的体格检查顺序。未利用或过分依赖二手信息。（PEDS，IM，PSYCH）	具有将当前患者的症状和体征与以往患者情况联系起来的临床经验。仍主要根据病理生理学基础知识进行分析性推理来采集信息，但能够将现有发现和已有的临床经验相联系，能够将信息进行筛选、排序并整合，形成相关的阳性、阴性结果，拓宽诊断考虑。基本体格检查操作正确，能够识别并正确解释异常发现。能够始终根据患者的发育状况选择恰当的体格检查方法，并顺利实施。必要时，可以搜集并获取二手信息。（PEDS，IM，PSYCH）

AAMC

关键胜任力	置信前行为	置信行为
PC 4：解释实验室检查、影像学检查以及医疗实践中所需的其他检查	无法持续准确地解释基本诊断性检查的结果。未能理解先验概率和试验性能特征。（IM，PSYCH）	能够持续地准确解释基本诊断性检查的结果。仍需帮助才能理解先验概率和试验性能特征。（IM，PSYCH）
KP 2：遵循已知和新发现的生物物理学的科学原理，并应用于对患者和群体的照护	能记得并理解生物物理学的科学原理，但缺乏将这些知识应用于常见内外科疾病诊疗和基本预防保健中的能力。（IM，PEDS）	具备足够的生物物理学知识，并且能将所需知识应用于常见内外科疾病诊疗和基本预防保健中（例如，能作出诊断、推荐初始处理方案，并能识别常见内外科疾病的不同表现）。（IM，PEDS）
KP 3：遵循已知和新发现的临床科学原理作出诊断和治疗决策、解决临床问题和循证医学的其他方面	能记得并理解临床科学原理，但缺乏将知识应用于常见内外科疾病诊疗和基本预防保健中的能力。（IM，PEDS，SURG）	具备足够的临床科学知识，并且具备将所需知识应用于常见内外科疾病诊疗和基本预防保健中的能力（例如，能作出诊断、推荐初始处理方案，并能识别常见内外科疾病的不同表现）。（IM，PEDS，SURG）
KP 4：遵循流行病学原理确定健康问题、危险因素、治疗策略、资源，为患者和群体的疾病预防和健康促进而努力	能记得并理解流行病学原理，但缺乏将知识应用于常见内外科疾病诊疗以及基本预防保健中的能力。（IM，PEDS，SURG）	具备足够的临床流行病学知识，并具备将所需知识应用于常见内外科疾病诊疗及基本预防保健中的能力（例如，能作出诊断，推荐初始处理方案，并能识别常见内外科疾病的不同表现）。（IM，PEDS，SURG）
ICS 2：与本专业同事、其他专业和健康相关领域人员进行有效交流	交流时，通常需要借助模板或提示，死板地按照规则陈述事实。未能结合环境、听众和具体情境调整交流的形式和内容。只进行单向交流，不能鼓励团队其他成员表达想法或观点。不能因地制宜地选择沟通工具（例如，电子邮件、电话、传呼机、短信、电子健康档案、面谈）。推迟或回避困难谈话或内容模棱两可的谈话。（IPEC，PEDS，IM）	主动倾听，并鼓励团队成员提出想法和观点。大多数情况下，能针对听众、目标和环境选择适当的交流策略和内容。充分了解交流目的，能有效地介绍事情并展开讨论。能在不熟悉的环境中"破冰"发言。通常能根据不同情况选择适合的沟通工具。能够与团队讨论并及时更新患者照护计划。遇到有些比较困难或令人不适的谈话时，能主动请他人（如上级医师）帮助，并给予团队成员反馈意见。（IPEC，PEDS，IM）

关键胜任力	置信前行为	置信行为
PBLI 1：明确自身知识和专业的优势、不足和局限性	依靠外部提示才能意识到自身的优势、不足和局限性。学员承认外部给予的评价，但是他们对工作表现的理解比较肤浅，仅限于整体表现或底线；不太能理解工作表现测量与学员知识、技能和态度的水平关系密切。缺乏对自身局限性的反思和洞察，以至于无法意识到何时需要帮助，有时会给患者带来意外后果，或者错过学习和自我提高的机会。（IM，PEDS）	主要依靠内省，通过不断反思和洞察，了解自身的优势、不足和局限性。反思可能是在履行临床职责、处理重要突发事件或未能达到最佳临床实践或结果时，对不确定性、不安或紧张的一种反应。能意识到自身局限性，并建立一套以患者为中心的个人求助评价系统，取代医师个人的自主感知评价，以便能在需要时提出帮助请求。（IM，PEDS）
PPD 8：认识到不确定性是临床医疗的一部分，并能在应对不确定性时恰当地利用资源	面对有不确定性的情形时，感到不知所措和力不从心。只会利用自身或者手头的资源来处理。这种随之而来的反应与学员已有的规避或承担风险的状态有关。被迫感觉到必须确保患者了解可能出现的各种不良后果（医生的自我防御和保护），并因此常常忽视患者对治疗的希望。（PEDS）	能预想到在讨论病例诊治时出现不确定性的可能。将不确定性视为搜寻信息或理解未知领域的促进因素和驱动力。与患者和家属讨论病情时，仍然难以在告知患者不确定性和给予他们希望间达到平衡，可能出现过分强调不确定性的问题，特别是为了规避风险（例如在诊断或预后方面）。（PEDS）

置信前学员

置信前学员的预期行为

处于此水平的学员死板地按照模板将症状或体格检查结果和诊断关联起来，进而评估患者问题。学员可能无法从患者的病史或体格检查结果中收集所有相关信息，从而导致鉴别诊断不充分或者有错误。该水平的学员筛选、排序和关联一手和二手来源信息的能力有限，信息来源包括患者的病史、体格检查和诊断性评估（实验室和影像学检查）。另外，当相关信息出现时，学员识别和反思的能力有限，无法持续更新鉴别诊断和避免临床推理的错误，如过早下结论。

置信前学员过度依赖上级医师和团队成员进行鉴别诊断和初步诊断的选择，无法清晰地制订完整的处理计划。或学员虽然能够制订管理计划，但无法涵盖全面的鉴别诊断，可能缺少需要确定或排除的重要诊断。置信前学员也可能在未经上级医师认可和（或）确认初步诊断与鉴别诊断的情况下，制订并执行管理计划。由学员制订的管理计划会因此包含很多诊断性检查，并且没有按照鉴别诊断的优先顺序进行；计划也无视先验概率和相关的全身因素。

置信前学员对自己的局限性洞察不足，无法清楚地意识到自身的知识不足以应对当前的情况，以至于对自身能力估计过高或估计不足，在面对患者或上级医师的询问时局促不安。学员可能会提早下结论。他在面对不确定性时常常很不自在，也不会主动寻求团队其他成员，包括上级医师、护士或其他工作人员的帮助。置信前学员可能无法记录或无法完整记录关于病情评估和管理计划的推理过程，其中的一些错误对于其他团队成员而言是显而易见的。

置信前学员的案例

Tom 在一家普通儿科诊所工作。他接诊了 3 岁的男孩 Ben，Ben 昨晚发热，他妈妈带他来医院。Tom 向 Ben 的妈妈询问病史，她说 Ben 一直很健康，但是昨晚 Ben 发热了。体温到了 39.1℃，服用泰诺后退热了。在 Tom 的询问下，她想起 Ben 喝了很多水。体格检查时，Tom 告诉 Ben 的妈妈说 Ben 咽部充血，右侧鼓膜充血且不活动。

Tom 告诉 Ben 的妈妈说他不确定 Ben 发热的原因，但他建议检查链球菌和拍胸部 X 线片以明确病因。Ben 的妈妈问为什么拍胸部 X 线片，并表示她对辐射的担心。Tom 说他目前不能确定孩子的病因，但发热可能由肺炎引起。他说他将与上级医师——Miller 医生讨论孩子的病情，然后再告知她。

Tom 向 Miller 医生介绍了接诊 Ben 的过程，并列举了可能的鉴别诊断：①链球菌性咽炎；②耳部感染；③肺炎。Miller 医生向 Tom 询问了有关 Ben 的其他病史信息，包括有无脱水、是否咳痰。Tom 无法提供更多的细节，Miller 医生问他是否采集了 Ben 的既往史。Tom 回答没有。Miller 医生告诉 Tom，Ben 既往有过 2 次耳部感染的病史，Ben 的右侧鼓膜充血，且不活动，因此最可能的诊断是耳部感染。

Miller 医生和 Tom 返回检查室，Miller 医生与 Ben 的妈妈确认 Ben 尿量充足并且没有咳嗽。Miller 医生再次对 Ben 进行了体格检查，并核实了 Tom 的发现。Miller 医生告诉 Ben 的妈妈说 Ben 是"右侧耳部感染"，表现为右侧鼓膜充血。他建议给孩子口服阿莫西林，并在治疗 2 周后随访，再来检查耳部，以确保感染被清除。Ben 的妈妈问是否需要做 Tom 之前提到的链球菌检查，Miller 医生回答说，目前的计划是口服阿莫西林 1 个疗程，即使链球菌检查阳性，治疗方案也是一样的，因此他认为该检查意义不大，不需要为此多花钱。

置信学员

置信学员的预期行为

该水平的学员有能力将现有发现与既往临床经验相结合，从而针对患者的问题进行鉴别诊断，并作出初步诊断。他不仅可以从患者那里，还能从患者的医疗记录和既往病史中获取信息，并利用所有可用的信息提出相关的鉴别诊断列表，范围既不太宽也不太窄。学员通常能够将现有信息和新出现的信息联系起来，不断调整鉴别诊断，因此可以避免大多数临床推理过程中的错误，例如过早下结论。

该水平的学员了解自己的知识、优势和不足。在进行鉴别诊断和确定初步诊断时，置信学员知道何时应该向上级医师和其他团队成员求助，通常能够清晰地表达出鉴别诊断所需的项目，进而制订出可行的管理计划。学员会与上级医师和团队成员合作，提出并验证初步诊断，并按照鉴别诊断的优先顺序制订管理计划。

置信学员能平静地对待一些不确定的情况，表现为即使不能确定答案，也有能力以专业的态度面对患者、家属和上级医师的质疑。学员会轻松地寻求医疗团队其他成员的帮助。他会在记录中呈现临床推理的依据，确保其他人可以据此为患者提供连续性的照护。

置信学员的案例

Tom 在一家普通儿科诊所工作。他接诊了 3 岁的男孩 Ben，Ben 昨晚发热了，Ben 的妈妈带他来医院。询问病史之前，Tom 检查了 Ben 的记录，发现他曾有过 2 次耳部感染。Tom 向 Ben 的妈妈询问病史，获悉 Ben 以前一直很健康，但昨晚 Ben 的体温达到了 39.1℃，服用泰诺后退热了。他一直兴致很高地玩耍，尿量充足。她否认 Ben 有咳痰。Tom 告诉 Ben 的妈妈，体检时他发现 Ben 的咽部充血，鼓膜充血且不活动，肺部听诊无异常。

Tom 对 Ben 的妈妈说，他考虑耳部感染是 Ben

发热的原因，但是因为 Ben 的咽部充血，他考虑有链球菌性咽炎的可能。Tom 说他会把发现和诊疗计划汇报给上级医师——Miller 医生。

Tom 完整而有重点地向 Miller 医生汇报了接诊过程，并列举出需要鉴别耳部感染、链球菌性咽炎或其他咽炎，但是结合孩子的症状、体格检查结果和既往史，他认为引起孩子发热最可能的原因是耳部感染。Miller 医生同意 Tom 的判断，并建议返回检查室与 Ben 的妈妈讨论诊疗计划。他们走进检查室，告诉 Ben 的妈妈，Ben 最可能的诊断是耳部感染，因为他的鼓膜充血且不活动。Tom 说，Ben 上次罹患耳部感染时，阿莫西林治疗有效，因此，这次他将仍然用阿莫西林。Ben 的妈妈问 Tom 是否需要做之前提到的链球菌检查，Tom 说，目前的计划是口服阿莫西林 1 个疗程，即使链球菌检查阳性，治疗方案也一样，因此他认为该检查意义不大，无需为此多花钱。他建议 Ben 的妈妈 2 周后带着 Ben 去 Miller 医生那里随访。

EPA 3：推荐和解释常规诊断性检查和筛查检测

1.行为描述	该 EPA 描述了住院医师进入培训的第 1 天，具备在任何情况下接诊患者时，基于证据和成本-效益的原则，选择和解释常规诊断性检查和筛查检测的基本能力。 **功能** • 为急、慢性常见疾病或部分常规检查患者推荐一线、具有成本-效益的诊断性评估方法。 • 为所选择的检查提供理论依据。 • 在制订诊断计划时，需要具有成本意识，考虑成本-效益原则以及先验、后验概率。 • 解释基本诊断性检查（包括实验室和影像学检查）的结果；了解常见实验室检查值（例如，电解质）。 • 理解异常结果的含义和危急程度，并根据需要寻求帮助以解释结果。 • 在提出建议时考虑并询问患者的意愿。 **常见诊断性检查和筛查检测包括以下内容：** **血浆 / 血清 / 全血检查：**

动脉血气	培养和药敏试验	HIV 抗体
胆红素	电解质	HIV 病毒载量
心肌酶	葡萄糖	脂蛋白
凝血试验	肝蛋白	肾功能检查
CBC	HbA$_{1c}$	RPR

尿液检查：	**体液（CSF、胸腔积液、腹水）：**
衣原体	细胞计数
培养和药敏试验	培养和药敏试验
淋病	蛋白质
显微镜分析	
尿白蛋白试纸法检测	

2.最相关的胜任力领域	☑ 患者照护 ☑ 基于实践的知识 ☑ 基于实践的学习和改进 ☐ 人际关系和沟通技巧	☐ 职业素养 ☑ 基于系统的实践 ☐ 跨专业合作 ☐ 个人和专业发展
3.每个领域内对置信决策至关重要的胜任力 （见附录 C）	PC 4　　　　KP 1 PC 5　　　　KP 4 PC 7　　　　PBLI 9 PC 9　　　　SBP 3	

关键胜任力	置信前行为	置信行为
PC 4：解释实验室检查、影像学检查以及医疗实践中所需的其他检查	无法持续准确地解释基本诊断性检查的结果。未能理解先验概率和试验性能特征。（IM，PSYCH）	能够持续地准确解释基本诊断性检查的结果。仍需帮助才能理解先验概率和试验性能特征。（IM，PSYCH）
PC 5：基于患者信息及意愿、最新的科学证据和临床判断，对诊断和治疗措施做出明智决策	未经筛选、重组和整合，按照问诊顺序回顾并记录病史和体检发现的临床事实。通过对基础病理生理学的分析性推理无法进行模式识别，详尽罗列所有纳入考虑的诊断，而无法做出初步诊断，最终难以制订治疗计划。缺乏针对性的鉴别诊断和初步诊断，未将患者的意愿纳入诊断和管理计划。（PEDS，PSYCH）	能够使用语义限定词［例如，用于描述临床信息的成对反义词（如急性和慢性）］凝练和重构临床发现，从而比较和对比纳入考虑的各种诊断。在诊疗推理过程中形成的模式识别，常能全面、综合、有序地评估针对性的鉴别诊断和管理计划。做出针对性的鉴别诊断和初步诊断的过程中，能将患者的意愿纳入诊断和管理计划。（PEDS，PSYCH）
PC 7：向患者及其家属提供咨询和教育，使其能够参与患者照护和共同决策	与患者及家属的谈话中经常出现医学术语，并带有个人偏见。未考虑患者的具体情况。很少提供讨论和询问的机会。在患者未参与的情况下为其制订计划。（PEDS）	积极倾听患者/家属的想法，表达关怀、关心和同理心。保持礼貌的语气，很少使用医学术语。评估患者/家属是否理解。意识到患者的情况各不相同，并从开始就邀请患者/家属参与共同决策。（PEDS）
PC 9：为患者、家庭及社区提供保健服务，旨在预防健康问题或保持健康	不熟悉保健相关理念。只有得到指示，才会为患者提供个性化的筛查（例如，考虑患者的年龄、性别、危险因素）。能回答患者及家属的问题，但无法提前给予指导。（PEDS）	具备保健的理念。能利用可获得的资源，并主动寻求最新和现有资源、指南和推荐规范，用于健康促进和疾病预防。经常向患者提供个性化的筛查。无需提示，就能提前为患者提供指导。在与患者的交流过程中，常能发现不健康的行为和其他危险因素，并与患者/家属共同解决相关问题。（PEDS）
KP 1：展现对临床情况进行调查和分析的方法	信息回顾分散且缺乏联系。在充分理解学习任务或所需信息类型之前，通常倾向于在没有获得信息或证据支持下，凭"直觉"快速得出结论；不遵循系统性方法对信息进行综合、比较和评价，导致推理过程缓慢，呈线性思维；可能具备操作、规则和公式的相关知识，但缺乏对健康和疾病的整合性思维模式，无法意识到应该在何种状态下运用这些知识或为什么它们之间是相关的。难以识别重复出现的信息模式。（这是为本书创建的一个新的里程碑）	逐步形成潜在的知识库，能更快速地进行关联、模式识别和临床推理。能聚焦认知过程，识别相关信息，确定未知情况，通过及时学习建立关联以解决或回答临床问题。通过比较、综合和评估，将问题的多种表现整合在一起。（这是为本书创建的一个新的里程碑）

关键胜任力	置信前行为	置信行为
KP 4：遵循流行病学原理确定健康问题、危险因素、治疗策略、资源，为患者和群体的疾病预防和健康促进而努力	能记得并理解流行病学原理，但缺乏将知识应用于常见内外科疾病诊疗以及基本预防保健中的能力。（IM, PEDS, SURG）	具备足够的临床流行病学知识，并具备将所需知识应用于常见内外科疾病诊疗及基本预防保健中的能力（例如，能作出诊断，推荐初始处理方案，并能识别常见内外科疾病的不同表现）。（IM, PEDS, SURG）
PBLI 9：获取并使用有关患者个体、患者群体或所在社区的信息，以改善患者照护	仅关注患者个体。作为从业者，并未考虑群体健康，因此无法了解社区的需求和资源。未与社区机构、专业人员或其他人员合作以促进患者个人或群体健康。未能意识到医生在公共卫生报告方面的责任，且不参与必需的报告。（PEDS）	理解群体健康问题会影响患者个人的健康，因此能识别社区需求和资源的信息来源。与社区机构、专业人员和其他人员进行互动并开始合作，设法解决群体健康问题（例如，疾病和损伤预防）。经常参与必需的公共卫生报告。（PEDS）
SBP 3：在基于患者和（或）群体的照护中考虑成本意识和风险-效益分析	不了解患者评估和管理中的成本问题，包括系统外部因素（例如，社会经济、文化、受教育程度、保险状况）和系统内部因素（例如，提供者、供应商、融资人、购买者）。表现出对控制成本措施的失望，将其视为外部强制执行和干预的行为。（PEDS, IM, PSYCH）	表现出对与成本有关的外部和内部因素的理解。严格评价从评估到检查或治疗环节中获取的信息，从而对患者个体的成本和风险-效益进行排序和优化。使用工具和信息技术来支持制订决策，并采取降低个人成本和风险的策略。（PEDS, IM, PSYCH）

置信前学员

置信前学员的预期行为

置信前学员能为患者推荐一套标准检查，并可以为某位患者提供一系列自认为有用的额外的实验室和影像学检查。但是，受能力所限，学员无法判定对该患者最重要的实验室或影像学检查。此外，学员很难说出每项检查的推荐理由，而且似乎没有考虑过假阳性或假阴性检测结果对患者诊断的影响。置信前学员并不总能提供推荐检查的理由，所以其提供的理由通常不包括以下几个方面：①考虑病史和体格检查中确定的相关危险因素；②可能会改变患者风险状况的其他健康决定因素；③考虑先验和后验概率；④考虑全部或患者自付部分的费用。此外，推荐检查时较少考虑到患者的意愿。

获得检查结果时，置信前学员可能将常见的不

重要或可解释的异常结果误判为重要的信息，也可能无法识别重要的异常结果及其危急程度。

置信前学员的案例 1

Terry 刚对一名被送到急诊室的 18 岁女性患者进行了病史采集和体格检查，患者已有 2 周的剧烈胸痛史。4 周前她被诊断出 1 型糖尿病，目前正在接受胰岛素治疗。患者的胸痛表现不符合典型的心肌缺血诊断，并且除糖尿病外，患者没有其他已知的心血管疾病危险因素。患者确实表现为多尿。既往的病历记录目前无法查阅。体格检查（包括生命体征）正常。在陈述了病史和做了体格检查之后，Terry 的初步诊断"排除了心肌梗死"。她的上级医师要求她推荐一个诊断性评估，并阐明每项检查的推荐理由。她建议使用一组基本的生物化学检查以排除糖尿病酮症酸中毒（DKA），因可能入院治疗

而推荐检查全血细胞计数，推荐尿液分析以协助排除 DKA 和尿路感染，推荐 HbA$_{1c}$ 以评估糖尿病控制情况，进行血脂检查以评估危险因素，推荐血清肌钙蛋白 I、肌酸激酶水平、ECG 以排除心肌梗死，摄胸部 X 线片以排除"其他胸部疾患"。她称已与患者讨论过这些计划。上级医师指出，鉴于已知信息，不太可能是心肌梗死。因此，他建议应放弃肌酸激酶检测，因为在检测前基本能确定其可能性为零，尤其是如果肌钙蛋白回报阴性结果时。此外，他要求 Terry 在检测前，复核最后一次检测 HbA$_{1c}$ 的时间。

血清检测显示高血糖和低钠血症，尿液分析显示尿糖阳性、大量鳞状上皮细胞、尿沉渣镜检白细胞 3～4/HPF 以及白细胞酯酶阴性。心电图正常。肌钙蛋白水平正常。Terry 建议入院以排除心肌梗死。她建议进行尿培养和药敏试验，然后口服广谱抗生素治疗尿路感染。她没能意识到低钠血症是由于高血糖导致的假性低钠血症。上级医师重申胸痛不太可能是心源性的，并解释了假性低钠血症。上级医师还指出，尽管鳞状细胞的存在显示尿液并不"干净"，但并没有白细胞和白细胞酯酶的显著升高，检测前的评估显示其必要性小到近乎于零，因此没有必要进一步检查。上级医师还指出，患者可能是胸部肌肉骨骼疼痛，建议给予非甾体类抗炎药（NSAID）后从急诊科出院回家。

置信前学员的案例 2

Margaret 被叫到急诊室接诊 Smith 女士。Smith 女士 36 岁，严重腹痛持续数小时。她无法进食，坐卧不安。急诊室内很繁忙，Margaret 开始评估。直到护士提醒"Smith 女士入院的时间到了"，上级医师请 Margaret 告知她的初步考虑，并就下一步评估提供建议。Margaret 陈述了现病史和检查结果。实验室检查方面，Margaret 忽略了人绒毛膜促性腺激素（β-HCG）阳性和碱性磷酸酶升高的结果，却指出患者的白细胞计数略有升高，但在正常范围内。最后，她提供了患者当天参加的野餐的详

细信息，并考虑她必须立即留取 Smith 女士的粪便样本以排除食物中毒。

为了快速开始检查并理清诊断，Margaret 开具了全面的代谢检测、脂肪酶、淀粉酶、CA-125 和增强 CT 检查。Margaret 自愿带患者去影像科进行 CT 检查，并协助诊断。上级医师感谢 Margaret 愿意为团队提供帮助，但他提醒她注意辐射对育龄妇女的影响，除非先排除妊娠。此外，上级医师还与 Margaret 讨论并明确目前缺乏针对卵巢癌的筛查。

置信学员

置信学员的预期行为

置信学员在完成全面的病史采集和体格检查后，讨论患者的下一步诊疗计划时，能针对最重要的初步诊断提出初步的实验室和影像学检查计划。学员能够为每项检查提供理论依据。她向上级医师和医疗团队的其他成员汇报信息时，会将患者的危险因素与临床表现相结合，并在推荐时考虑患者的资源和意愿。学员表现出成本意识，并尝试根据患者状况、人口学特征和支付能力考量成本-效益。

对于常见的诊断性检查，处于该水平的学员可以援引相关信息，并解释阳性检查。学员还将患者的人口学特征和健康行为纳入其筛查和诊断性评估的建议中。在这个水平，学员能为其诊断性检查推荐提供明确的理论依据。

置信学员能够有条不紊地分析每项实验室检查和影像学检查结果，解释异常值的原因和危急程度，对超出自身知识范畴之外的检查结果，会主动寻求帮助。其会注明并尝试解释预料外的正常结果。

置信学员的案例 1

Terry 刚刚对一名被送到急诊室的 18 岁女性进行了病史采集和体格检查，患者已有 2 周的剧烈胸痛史。4 周前她被诊断出 1 型糖尿病，目前正在接受胰岛素治疗。患者的胸痛表现不符合典型的心肌

缺血诊断，并且除糖尿病外，患者没有其他已知的心血管疾病危险因素。患者确实有多尿。既往的病历记录目前无法查阅。体格检查（包括生命体征）正常。在陈述了病史和体格检查之后，Terry 的初步诊断是"肌肉骨骼性胸痛"。她的上级医师要求她推荐诊断性评估，并阐明每项检查的推荐理由。她建议应用基础生物化学检查（a basic chemistry panel）以评估血糖，并排除多尿或高血糖导致的电解质紊乱。她还建议进行尿液分析以评估多尿。尽管增加了费用，她还是建议以 ECG 为基线，并检测肌钙蛋白 I 的水平，以确保"我们不会遗漏心包炎及少见病变"。Terry 推迟了 HbA$_{1c}$ 检测，认为在糖尿病治疗后不久进行检测为时尚早，并且她还推迟了血脂的检测，直到她确认是否已经完成相关检查。

Terry 与患者讨论了这些建议，并得知她的医疗费用已包含在父母的保险计划中。Terry 与她讨论了心肌梗死的可能性很小，并在解释心电图时告知了需注意的事项。患者感谢 Terry 关注了医疗费用问题，同意进行心脏评估，因为她已经知道糖尿病会增加罹患心脏病的风险。

血清检测显示高血糖和低钠血症，尿液分析显示尿糖阳性、大量鳞状上皮细胞、WBC 3～4/HPF 以及白细胞酯酶阴性。心电图和肌钙蛋白 I 检查正常。Terry 正确地将尿液结果解释为"污染"，但注意到缺乏白细胞和白细胞酯酶，并告诉上级医师她不认为有必要进一步检查。她正确地将低钠血症解释为高血糖引起的假性低钠血症。她推荐患者服用非甾体类抗炎药治疗胸痛，向患者确认胸痛的原因使之放心，表示如果患者对疼痛和新诊断的糖尿病存在顾虑，愿意进一步进行探讨。

置信学员的案例 2

Margaret 被叫到急诊室接诊 Smith 女士。Smith 女士 36 岁，严重腹痛持续数小时。她无法进食，坐卧不安。急诊室内很繁忙，Margaret 开始评估。直到护士提醒"Smith 女士入院的时间到了"，上级医师请 Margaret 告知她的初步考虑，并就下一步评估提供建议。Margaret 汇报了现病史和检查结果。她报告在采集病史过程中，问及 Smith 女士的想法时，Smith 女士提到她可能怀孕了。查阅实验室检查结果，Margaret 首先注意到 Smith 女士的尿妊娠试验阳性，他们不仅必须考虑疼痛的腹部原因，也需检测 β-HCG 以鉴别异位妊娠。Margaret 认为急需关注患者碱性磷酸酶升高的情况，并指出她的白细胞计数高于正常值。她推荐选择超声检查，可同时排除胆囊疾病，并确定异位妊娠是否为疼痛的原因。出于对胎儿辐射暴露的考虑，她选择超声检查，并指出如需进一步检查，必须考虑对胎儿的风险。

EPA 4：开具并讨论医嘱和处方

1. 行为描述	能开具安全、明确的医嘱是医师制订有益于患者的治疗或干预措施的基础。当被录用为住院医师时，他们就被期待能够在没有直接督导的情况下胜任这项工作。刚进入培训的住院医师没有做到全面了解患者的临床问题，但他们必须能够开具医嘱。他们必须认识到自己的局限性，主动回顾他们理应开具但并不理解原因的医嘱和处方。期望学员能够在各种情境下（例如住院、门诊、急诊）开具安全的医嘱和处方。
	功能
	● 展现出对患者当前状况和选择的理解，并据此开具医嘱。
	● 展现出符合相关规定的工作知识，能够执行在临床中所开具的医嘱。
	● 高效且有效地开具医嘱，例如，确认正确的住院医嘱，选择正确的水、电解质替代医嘱，意识到调整标准医嘱的必要性。
	● 以口头、书面和电子形式开具处方。
	● 通过使用安全预警（例如，药物相互作用）和信息资源识别并避免错误，开具正确的医嘱，最大限度保证治疗效果和患者安全。
	● 书写或开具处方或医嘱时，注意患者的个性化因素，例如年龄、体重、过敏、药物遗传学和合并症。
	● 与患者和家属讨论计划好的医嘱和处方（例如，适应证、风险），不带偏见地引出健康信念，从而影响患者对医嘱和处方的依从性。

2. 最相关的胜任力领域	☑ 患者照护	☐ 职业素养
	☐ 基于实践的知识	☑ 基于系统的实践
	☑ 基于实践的学习和改进	☐ 跨专业合作
	☑ 人际关系和沟通技巧	☐ 个人和专业发展

3. 每个领域内对置信决策至关重要的胜任力（见附录 C）	PC 2 PC 5 PC 6	PBLI 1 PBLI 7 ICS 1 SBP 3

AAMC

关键胜任力	置信前行为	置信行为
PC 2：通过病史采集、体格检查和实验室、影像学与其他检查来收集必要和准确的患者及其病情信息	忽视患者主诉，按照模板采集信息，造成信息过少或过多，所有信息似乎同等重要。按照获取顺序复述临床信息。收集、筛选、排序和关联信息的能力有限。根据病理生理学基础知识进行分析性推理，但无法将病例发现与既往临床经验相结合。大多数体格检查操作不正确。可能遗漏关键的体格检查结果。不能依据患者的发育状况或行为需求而改变从头到脚的体格检查顺序。未利用或过分依赖二手信息。（PEDS，IM，PSYCH）	具备将当前患者的症状和体征与以往患者情况联系起来的临床经验。仍主要根据病理生理学基础知识进行分析性推理来采集信息，但能够将现有发现和已有的临床经验相联系，能够将信息进行筛选、排序及整合，形成相关的阳性、阴性结果，拓宽诊断考虑。基本体格检查操作正确，能够识别并正确解释异常发现。能够始终根据患者的发育状况选择恰当的体格检查方法，并顺利实施。必要时，可以搜集并获取二手信息。（PEDS，IM，PSYCH）
PC 5：基于患者信息及意愿、最新的科学证据和临床判断，对诊断和治疗措施做出明智决策	未经筛选、重组和整合，按照问诊顺序回顾并记录病史和体检发现的临床事实。通过对基础病理生理学的分析性推理无法进行模式识别，详尽罗列所有纳入考虑的诊断，而无法做出初步诊断，最终难以制订治疗计划。缺乏针对性的鉴别诊断和初步诊断，未将患者的意愿纳入诊断和管理计划。（PEDS，PSYCH）	能够使用语义限定词［例如，用于描述临床信息的成对反义词（如急性和慢性）］凝练和重构临床发现，从而比较和对比纳入考虑的各种诊断。在诊疗推理过程中形成的模式识别，常能全面、综合、有序地评估针对性的鉴别诊断和管理计划。做出针对性的鉴别诊断和初步诊断的过程中，应将患者的意愿纳入诊断和管理计划。（PEDS，PSYCH）
PC 6：制订并执行患者管理计划	根据他人（如医疗团队成员或上级医师）的指示制订并执行患者管理计划。未能根据患者的差异或意愿来调整计划。医生和患者／家属关于管理计划的交流是单向的。需要时，有时会寻求他人的指导或咨询。（PEDS，IM，PSYCH，SURG）	根据理论知识和一些经验，制订并执行患者管理计划，特别是在管理常见问题时。将遵循医疗机构的实践指南和治疗方案作为一种良好习惯和实践方式，而不是将其视为外部的强制要求。开始便与患者进行较多的双向沟通，将患者的假设和价值观纳入到管理计划中，并共同制订决策。需要时能够寻求他人的指导和咨询。（PEDS，IM，PSYCH，SURG）
PBLI 1：明确自身知识和专业的优势、不足和局限性	依靠外部提示才能意识到自身的优势、不足和局限性。学员承认外部给予的评价，但是他们对工作表现的理解比较肤浅，仅限于整体表现或底线；不太能理解工作表现测量与学员知识、技能和态度的水平关系密切。缺乏对自身局限性的反思和洞察，以至于无法意识到何时需要帮助，有时会给患者带来意外后果，或者错过学习和自我提高的机会。（IM，PEDS）	主要依靠内省，通过不断反思和洞察，了解自身的优势、不足和局限性。反思可能是在履行临床职责、处理重要突发事件或未能达到最佳临床实践或结果时，对不确定性、不安或紧张的一种反应。能意识到自身局限性，并建立一套以患者为中心的个人求助评价系统，取代医师个人的自主感知评价，以便能在需要时提出帮助请求。（IM，PEDS）

关键胜任力	置信前行为	置信行为
PBLI 7：运用信息技术优化学习和患者照护	在没有强制分配或直接帮助的情况下，一般不会主动尝试运用信息技术。在临床查询或满足学习需求过程中，无法在多个可用数据库中进行选择。无法对获得的信息进行筛选或排序，从而导致信息过多，且其中许多信息并无用处。应用失败可能会恶化对信息技术简单易用的看法，从而导致抵触运用新技术。（PEDS，EM）	展现出在患者照护或学习中尝试新技术的意愿。能够识别和使用几个可用的数据库、搜索引擎或其他适当的工具，信息量可管理，且大部分与临床问题相关。电子健康档案的基本使用情况不断改善，从执行任务的效果和效率的提高中得以证明。开始识别快速查找正确信息的捷径，例如使用过滤器。能避免让人误入歧途的捷径或在电子健康档案中留下不正确的信息。（PEDS，EM）
ICS 1：与不同社会经济和文化背景的患者、家庭和公众进行有效、恰当的沟通	通常按照模板与患者和家庭单向沟通，无法根据患者独特的人口学特征、认知水平、身体情况、文化背景、社会经济状况或具体情境需求来改变沟通方法。经常使用医学术语。不与患者及家庭讨论诊疗计划（即不进行共同决策）。若患者提出时会尊重其意愿，但不会主动征询患者的意见。推迟或回避困难的或内容模棱两可的谈话任务。（SURG，IM，PEDS，PSYCH）	通常与患者和家庭进行双向沟通。基于模板沟通时，能根据患者独特的人口学特征、认知水平、身体情况、文化背景、社会经济状况或具体情境需求来调整沟通方法。避免使用医学术语。能运用多种技巧，包括非专业语言、澄清、控制适当节奏、减少每次沟通的信息量等，以确保与患者及家庭进行双向沟通和共同决策。开发困难沟通的脚本进行演练，以提高应对能力。（SURG，IM，PEDS，PSYCH）
SBP 3：在基于患者和（或）群体的照护中考虑成本意识和风险-效益分析	不了解患者评估和管理中的成本问题，包括系统外部因素（例如，社会经济、文化、受教育程度、保险状况）和系统内部因素（例如，提供者、供应商、融资人、购买者）。表现出对控制成本措施的失望，将其视为外部强制执行和干预的行为。（PEDS，IM，PSYCH）	表现出对与成本有关的外部和内部因素的理解。严格评价从评估到检查或治疗环节中获取的信息，从而对患者个体的成本和风险-效益进行排序和优化。使用工具和信息技术来支持制订决策，并采取降低个人成本和风险的策略。（PEDS，IM，PSYCH）

置信前学员

置信前学员的预期行为

置信前学员难以从患者的病史和体格检查中筛选、整合关键信息，从而知晓患者的情况，并按序安全、有效地安排患者的检查和治疗。学员采用"鸟枪法"的方式开具医嘱，撒开一张大而无重点的网，尽管如此，仍可能遗漏所需的关键检查，且较少考虑医嘱的成本。置信前学员会冲动性地开具医嘱，而不是停下来全盘考虑，等待之前医嘱的效果呈现。其觉得必须采取行动，可能会缺乏耐心和反思。学员开具医嘱时不会考虑患者的意愿，通常只关注自己需求和渴望得到的信息。其不知道何时应该调整标准医嘱。当被质疑医嘱时，置信前学员会为自己辩驳，但可能无法清楚地阐明医嘱背后的原理。尽管经验有限，学员可能对自己的计划过于自信，无法主动、仔细地审查医嘱。学员可能在未与团队的其他成员和（或）患者及其家属沟通计划的情况下开具医嘱。虽然技术上很容易操作，但是学员却几乎没有能力驾驭医嘱录入系统，并且不了解安全预警或其他有助于开具医嘱的系统功能。置信前学员可能无法遵循已有规定，在系统内下达和执行医嘱。出现常见的处方书写和录入错误，复查或验证药物剂量、名称和相互作用的知识有限。

置信前学员的案例

Sheila 正在小儿矫形骨科轮转，她被叫到急诊科评估一名因车祸伤来院的 8 岁患儿。急救医护人员告诉 Sheila，孩子最初被送往附近的社区医院。因怀疑股骨骨折，担心患儿会发生大出血，其被转诊到三级儿童医院。在急救医护人员离开急诊室之前，Sheila 没有收集有关车祸及随后生命体征的其他任何细节。患儿的母亲随后赶到，Sheila 采集了简单的病史，仅确定男孩正在接受哮喘药物治疗，未询问有关家庭背景的任何细节。她快速进行了体格检查，将重点放在患儿的腿上。

Sheila 走到床边电脑前，迅速查找标注为"创伤"的医嘱列表，并从中选择了所有项目。她选择了 23 项血液检查，而未考虑到它们的适应证。她预约了 3 个单位的血液以备需要时输血，开具了下肢 X 线检查和用于哮喘的药物。Sheila 忽视了电脑屏幕上出现在所需输血量旁边的红色三角形。她去见了患儿母亲，开出所需检查，而没有询问患儿母亲是否同意和理解。然后，Sheila 向主治医师汇报这名其他情况良好的儿童大腿创伤的简单案例。主治医师问她患儿受伤的机制，她无法提供细节，但坚持认为极可能需要输血。

与此同时，患儿母亲来到护士站，礼貌地告诉主管护士她的英语不太好，并请求护士解释当下的情况。主管护士找到一名翻译，并发现这位母亲是名耶和华见证人（Jehovah's witness），并且不会同意接受任何血液制品。这位母亲还交给主管护士一张 CD，里面有孩子转院前在社区医院的腿部 X 线片。这位母亲表示她很担心儿子因为 X 线检查接受过多的辐射。此时，医院药房向急诊科提示，开

具的哮喘药物剂量高于患儿年龄的适用量。

置信学员

置信学员的预期行为

置信学员能够综合患者已有的病史、体格检查和研究综述来理解患者的现况。这包括考虑患者下一步诊断和治疗的意愿和期望。置信学员具有全局观，开具医嘱时深思熟虑、循序渐进且谨慎，等部分检查结果出来后再决定下一步检查。学员的思维灵活，能解释预期外的检查结果，并根据结果调整下一步计划。结果出来后，其会告知患者，在考虑开始使用新药物或其他治疗时与患者沟通。当患者询问其他选择时，学员能够解释所给方案的风险和收益及可考虑的替代选择。置信学员会考虑特殊患者的人口学特征，从而决定特殊的患者诊疗路径。学员能够有效使用诊疗路径和流程，并意识到何时需要调整。其能识别并有效地使用电子病历中的安全预警功能。当学员面对不熟悉或不习惯的诊断或治疗需求时，其会寻求经验丰富的医疗人员的帮助或其他资源的指导。

置信学员的案例

Sheila 正在小儿矫形骨科轮转，她被叫到急诊科评估一名因车祸伤来院的 8 岁患儿。患儿到达后，Sheila 立即评估患儿的生命体征和静脉通路，并要求辅助医疗人员提供更多有关受伤机制的信息，以及事故发生后患儿的详细情况。辅助医疗人员告诉 Sheila，孩子最初被送往附近的社区医院。因怀疑股骨骨折，担心患儿会发生大出血，而被转诊到三级儿童医院。Sheila 确认患儿有合适的静脉通路和必要的监护，看起来情况稳定。她进一步询问辅助医疗人员对出血的考虑，并查看了院外记录，确定已完成的关于股骨骨折和其他损伤评估的检查。之后她对患儿进行了全面体检。患儿的母亲赶到后，Sheila 发现英语不是她的母语，所以 Sheila 要求翻译协助。

Sheila 向患儿母亲保证他目前状况稳定后，在等待翻译到来的同时，她走到床边电脑，录入部分医嘱。由于患儿已经在外院接受了全套的 X 线检查和实验室检查，因此她选择目前仅需检查全血细胞计数、分类计数和筛查以及基本的代谢检查。等翻译到达后，Sheila 从患儿母亲那里了解了更多的病史，得知他有哮喘病史，而且这个家庭是耶和华见证人，拒绝所有血液制品。Sheila 回到电脑旁为男孩开具了哮喘药物，系统弹出了安全预警，提示剂量不合适。Sheila 从患儿母亲处验证了吸入器上的药物剂量，然后重新输入了正确的剂量。她还向系统输入了有关父母拒绝向患儿输注血液制品的安全预警。

Sheila 随后向主治医生介绍了患儿的病情，并表达了她对男孩贫血的担忧，这一担忧刚被复查的 CBC 结果，以及母亲拒绝给儿子输注血液制品的情况所证实。主治医师询问 Sheila，对于急性失血性贫血，是否有其他选择可替代浓缩红细胞，母亲是否有可能考虑使用这些替代品。Sheila 表示她目前不知道，等询问其他选择后汇报，并将与患儿母亲讨论她的发现。在讨论之前，她会先寻求主治医生的指导，然后再开具她不熟悉的替代疗法。她还汇报自己正在试图解读外院影像学检查的结果，以确认是否还需进一步的影像学检查。

EPA 5：在病历中记录接诊情况

1.行为描述	开始培训后，住院医师应能够以书面或电子形式准确、重点突出、背景特异性地记录临床接诊情况。该项 EPA 表现为在不同情境下（门诊就诊、住院、出院总结、电话、邮件），具备通过使用一手和二手来源收集的病史、体格检查以获取信息的能力。病历记录是为患者提供连续性诊疗的重要沟通形式，同时也帮助所有医疗团队成员和会诊医生完成以下任务： 1. 了解患者的病情演变、诊断性检查和治疗干预的效果。 2. 识别影响患者健康的社会和文化决定因素。 3. 从患者及家庭的角度看待疾病。 4. 临床决策时考虑到患者的意愿。 病历是记录医患契约履行过程的法律文件。 **功能** • 对信息进行筛选、重组和按优先级别排序。 • 将信息整合成有说服力的叙述性文字。 • 记录问题列表、初步诊断、鉴别诊断和诊疗计划。 • 根据目的（例如急诊、门诊、住院病史和体格检查）选择需重点记录的信息。 • 遵守病历记录的要求和规范。 • 核实病历记录信息的真实性和来源（例如避免盲目复制、粘贴）。 • 及时、清晰地记录病历。 • 准确记录是对临床决策推理过程的支撑，便于他人（例如会诊医师、其他医疗团队成员、患者及家属、审计师）查阅。 • 记录患者的意愿，允许其参与临床决策。
2.最相关的胜任力领域	☑ 患者照护　　☑ 职业素养 ☐ 实践知识　　☑ 基于系统的实践 ☐ 基于实践的学习和改进　　☐ 跨专业合作 ☑ 人际关系和沟通技巧　　☐ 个人和专业发展
3.每个领域内对置信决策至关重要的胜任力（见附录 C）	PC 4　　　P 4 PC 6　　　SBP 1 ICS 1 ICS 2 ICS 5

关键胜任力	置信前行为	置信行为
PC 4： 解释实验室检查、影像学检查以及医疗实践中所需的其他检查	无法持续准确地解释基本诊断性检查的结果。未能理解先验概率和试验性能特征。（IM，PSYCH）	能够持续地准确解释基本诊断性检查的结果。仍需帮助才能理解先验概率和试验性能特征。（IM，PSYCH）
PC 6： 制订并执行患者管理计划	根据他人（如医疗团队成员或上级医师）的指示制订并执行患者管理计划。未能根据患者的差异或意愿来调整计划。医生和患者／家属关于管理计划的交流是单向的。需要时，有时会寻求他人的指导或咨询。（PEDS，IM，PSYCH，SURG）	根据理论知识和一些经验，制订并执行患者管理计划，特别是在管理常见问题时。将遵循医疗机构的实践指南和治疗方案作为一种良好习惯和实践方式，而不是将其视为外部的强制要求。开始便与患者进行较多的双向沟通，将患者的假设和价值观纳入到管理计划，并共同制订决策。需要时能够寻求他人的指导和咨询。（PEDS，IM，PSYCH，SURG）
ICS 1： 与不同社会经济和文化背景的患者、家庭和公众进行有效、恰当的沟通	通常按照模板与患者和家庭单向沟通，无法根据患者独特的人口学特征、认知水平、身体情况、文化背景、社会经济状况或具体情境需求来改变沟通方法。经常使用医学术语。不与患者及家庭讨论诊疗计划（即不进行共同决策）。若患者提出时会尊重其意愿，但不会主动征询患者的意见。推迟或回避困难的或内容模棱两可的谈话任务。（SURG，IM，PEDS，PSYCH）	通常与患者和家庭进行双向沟通。基于模板沟通时，能根据患者独特的人口学特征、认知水平、身体情况、文化背景、社会经济状况或具体情境需求来调整沟通方法。避免使用医学术语。能运用多种技巧，包括非专业语言、澄清、控制适当节奏、减少每次沟通的信息量等，以确保与患者及家庭进行双向沟通和共同决策。开发困难沟通的脚本进行演练，以提高应对能力。（SURG，IM，PEDS，PSYCH）
ICS 2： 与本专业同事、其他专业和健康相关领域人员进行有效交流	交流时，通常需要借助模板或提示，死板地按照规则陈述事实。未能结合背景、听众和具体情形调整交流的形式和内容。只进行单向交流，不能鼓励团队其他成员表达想法或观点。不能因地制宜地选择沟通工具（例如，电子邮件、电话、传呼机、短信、电子健康档案、面谈）。推迟或回避困难谈话或内容模棱两可的谈话。（IPEC，PEDS，IM）	主动倾听，并鼓励团队成员提出想法和观点。大多数情况下，能针对听众、目标和环境选择适当的交流策略和内容。充分了解交流目的，能有效地介绍事情并展开讨论。能在不熟悉的环境中"破冰"发言。通常能根据不同情况选择适合的沟通工具。能够与团队讨论并及时更新患者照护计划。遇到有些比较困难或令人不适的谈话时，能主动请他人（如上级医师）帮助，并给予团队成员反馈意见。（IPEC，PEDS，IM）

关键胜任力	置信前行为	置信行为
ICS 5：坚持全面、及时、清晰地记录病历	记录中存在遗漏和冗余信息。在前一种情况下，记录经常不完整；关键部分（例如既往史）和关键信息（例如既往史中的具体诊断）有遗漏，可能未记录实际所说和所做的情况，可能无法表述临床推理过程。存在冗余信息情况下，记录包含了太多不必要的信息或细节。病历记录不能及时完成，影响其他医疗工作者依据病历进行治疗。病历书写得难以辨认。病历可能不符合规章制度要求，例如使用缩写，或遗漏日期、时间和签名。（PEDS，PSYCH，IM）	记录全面，利用医患沟通和所提供服务的关键内容，准确捕捉患者信息，记录不冗长和赘述。能根据具体情况记录病历。所有重要数据都得以证实，信息均有源可溯。报告在病历中发现的错误，采取适当措施予以纠正。临床推理过程有据可查。在适当情况下，维护并更新关键的患者个性化的数据库。适时地完成病历记录，便于他人查阅，从而协助学员用于照护患者。病历书写清晰易辨。病历符合规章制度要求，例如避免不规范的缩写，所有的记录均有时间、日期和签名。（PEDS，PSYCH，IM）
P 4：表现出对患者、社会和职业的责任	对学医似有兴趣，但作为专业人士不够投入，因而更像一名旁观者或被动参与的角色。这类住院医师经常忽视自身的疲劳症状，否认睡眠不足可能导致的后果。（SURG，PEDS，EM）	充分参与到患者照护的工作中，表现出对职业角色的理解和欣赏，认为"医生"这个职业具有吸引力。具有责任感。很少出现不符合专业素养的行为。展现出基本的职业责任感，例如准时到岗和适当的着装/修饰。这类住院医师能意识到自身的疲劳症状，了解睡眠不足导致的后果；能监控自己的疲劳和压力，相应地调整行为，在过度疲劳和压力过大时会寻求帮助。（SURG，PEDS，EM）
SBP 1：在自己临床专业相关的各种医疗服务机构和系统中有效工作	对系统了解甚少，只关注于过程的片段而非整体。经常由于系统的不足而受挫，但缺乏识别原因或改变的能力。不能识别医疗服务中的不足。（PEDS，PSYCH）	能够在特定环境中运用知识、技能和态度解决系统中存在的问题，能胜任在不同系统或机构中工作。意识到需要改变系统，而不是单纯找出变通方法，能意识到医疗服务缺陷和系统错误，为改进系统找出解决方案。参与系统改进工作。然而，并不能将此地所学应用于他处。（PEDS，PSYCH）

置信前学员

置信前学员的预期行为

未考虑交流对象和目的，按照标准模板记录。无法及时地完成病历，可能遗漏一些必要信息，而且可能包含不必要或冗余的信息，电子健康档案在复制、粘贴过程中出现信息不正确，使用禁用的缩写。记录中可能遗漏日期、时间和签名以及机构要求的必需信息。病历书写常难以辨认。

病史记录未能体现追问一手及二手信息来源用于查漏补缺的过程。部分体格检查和（或）实验室检查结果可能未被他人核实。记录体现出时间或技能缺乏，或两者皆缺，在系统操作过程中，确保将各种来源的信息准确地拼凑在一起时感到沮丧（例如药物核查不准确且不完整），患者照护时出现差错而未能发现。记录未能反映临床推理过程，对检查结果只能解释其字面意思，甚至解释得不正确。因此管理计划常依靠他人的指示，不主动寻求帮助而造成理解偏差，常常出现可以预想到的差错。可能会单向交流，或未考虑患者的文化背景或健康信念，导致制订计划时未将患者意愿纳入考虑中。

置信前学员的案例

作为主治医师，您查阅了团队内学员——Meena 记录的入院病历。Meena 被要求给一位名叫 Griffin 的 3 岁男孩作评估，他患有囊性纤维化病，近期因肺炎伴发育不良入院治疗，出院后 Griffin 因持续咳嗽、精神萎靡以及食欲缺乏而再次入院。您早上 8 点查房时，这名患者已被收入院，但还没有病史和体格检查的记录，因此您晚些时候再次检查病历。发现入院记录中有日期，但是没有时间和签名。

Meena 的入院记录中显示 Griffin 上次出院后的前几天状态都很好，之后咳嗽开始加重。她写道，患儿饮食很少，整天躺在沙发上看电视。记录显示患儿食欲缺乏，但没有提及尿量和排便情况。病史中也没有提及其他相关的阴性症状（例如痰的颜色和数量、腹痛和尿路症状的病史、发热、出汗）。她记录了最近入院的日期，但没有提及痰培养和胸部 X 线片的结果。她按照患儿上次出院总结中的用药开具了目前用药，但其实并不准确。病历中未包括增加的药物剂量，昨天您应患儿母亲的电话要求开具了新处方，因她把药落在了外婆家。在电话中，患儿母亲还告诉您，Griffin 不愿意吃营养补充剂，而且没有人告知她应接受家庭护理服务。这些信息在病史中没有被提及。记录的体格检查包括生命体征、口、耳、肺、心和腹部检查，但未提及患儿的整体外观及皮肤弹性。肺部检查记录未注明呼吸窘迫的程度，仅记录"因患儿哭闹难以

检查"。实验室检查包括 CBC、电解质和肾功能，均"在正常范围"。因为没有标明这些检查的日期，您无法判定这些是否是此次入院的检查结果。胸部 X 线片记录显示"结果未出"。

在评估和诊疗计划方面，Meena 列出了问题清单、具体的诊断性检查，以及这些问题的优先顺序，但是缺少鉴别诊断过程，以及对患者咳嗽加重、精神萎靡以及食欲缺乏原因的思考。她所制订的诊疗计划包括患儿母亲在电话中向您抱怨过的营养补充剂。计划中没有提及社会服务咨询或家庭健康服务转介。

置信学员

置信学员的预期行为

该水平学员能根据交流对象和目的调整记录。记录及时、全面、有说服力且很精练。记录包含允许使用的缩写、日期、时间和签名，以及机构必需的其他信息。病历书写清晰可辨。

置信学员的病史记录准确使用一手和二手来源信息来查漏补缺。记录的体格检查和实验室检查结果均被证实。记录能体现医疗系统的有效导引作用，问题出现后能及时识别，并记录寻求帮助解决问题的过程。记录临床推理的过程，体现出思维过程与团队讨论相结合；准确记录讨论过程。置信学员能准确解释基础实验室检查结果，并在告知诊疗计划中提及。与患者双向沟通，记录中强调患者的意愿，并将之纳入诊疗计划内。

置信学员的案例

作为主治医师，您查阅了团队内学员——Meena 记录的入院病历。Meena 被要求给一位名叫 Griffin 的 3 岁男孩作评估，他患有囊性纤维化病，近期因肺炎伴发育不良入院治疗，出院后 Griffin 因持续咳嗽、精神萎靡以及食欲缺乏再次入院。您早上 8 点查房时，该患儿已被收入院，病史和体格检查已记录完善，并附有日期、时间和签名。

Meena 的入院记录显示 Griffin 上次出院后的前几天状态都很好，之后咳嗽开始加重。她写道，他饮食很少，整天躺在沙发上看电视。她记录了最近住院的日期，以及接诊时的患者信息，包括胸部 X 线片结果显示"双肺浸润"，痰培养显示假单胞菌，且对之前开具的抗生素敏感。在用药方面，她记录了昨天因患儿的抗生素落在了外婆家，您为他重新开具抗生素并改变了剂量。她也记录了患儿不喜欢上次住院时给他开的那些营养补充剂，所以他母亲没有给他服用很多。记录显示患儿最近存在食欲缺乏、轻微尿量减少，3 天前最后一次排便。她记录了痰色由黄转绿，痰量增多，以及咳嗽约 6 次后会咳出痰。记录描述了患儿母亲觉得他发热，但家里没有体温计，所以没有量过体温。体格检查记录包括生命体征；整体表现为安静、精神萎靡、嗜睡，伴有间断咳嗽；皮肤弹性降低、黏膜干燥；口、耳、心和腹部检查均正常，没有杵状指（趾）。肺部查体记录了轻微的呼吸急促，没有肺不张和双肺散在湿啰音。实验室检查包括 CBC、电解质和肾功能结果，并记录了日期。按照时间顺序记录了胸部 X 线片结果，并在随访附录中描述了胸部 X 线片所见。

在评估和诊疗计划中，Meena 列出了问题清单、具体的诊断性检查，以及这些问题的优先顺序。她讨论了治疗不当导致肺炎和出现抗生素耐药的可能性。针对"可能脱水"的问题，她提出了静脉补液的初步计划，并表明她将与高年资住院医师核查治疗方案。在营养状况的讨论中，她指出有必要进行营养咨询，并向患儿母亲推荐了首选的营养补充剂。她也提出需要社会服务机构的评估和支持，以及第二次转介到护理服务，因无人通知患儿母亲她需要接受家庭护理服务。Meena 指出她曾在转介其他患者时遇到过类似情况，打算和高年资住院医师以及主治医师讨论这个问题。

EPA 6：口头汇报接诊情况

1. 行为描述	入职第 1 天，住院医师应具备向医疗团队（包括患者和家属）成员简明扼要地汇报临床接诊概况的能力，以期对患者目前的病情达成共识。口头汇报的前提是能够收集、整理信息，并形成对患者目前病情的准确评估。
	功能
	● 提供个人收集或核实的信息，承认任何不确定的地方。
	● 提供准确、简洁、条理清晰的口头汇报。
	● 调整口头汇报，满足信息接收者的需求。
	● 在汇报者和信息接收者间形成闭环交流，确保双方对患者的病情和需求达成共识。

2. 最相关的胜任力领域	☑ 患者照护	☑ 职业素养
	☐ 基于实践的知识	☐ 基于系统的实践
	☑ 基于实践的学习和改进	☐ 跨专业合作
	☑ 人际关系和沟通技巧	☑ 个人和专业发展

3. 每个领域内对置信决策至关重要的胜任力（见附录 C）	PC 2　　　　P 1
	PBLI 1　　　P 3
	ICS 1　　　 PPD 4
	ICS 2　　　 PPD 7

关键胜任力	置信前行为	置信行为
PC 2：通过病史采集、体格检查和实验室、影像学与其他检查来收集必要和准确的患者及其病情信息	忽视患者主诉，按照模板采集信息，造成信息过少或过多，所有信息似乎同等重要。按照获取顺序复述临床信息。收集、筛选、排序和关联信息的能力有限。根据病理生理学基础知识进行分析性推理，但无法将病例发现与既往临床经验相结合。大多数体格检查操作不正确。可能遗漏关键的体格检查结果。不能依据患者的发育状况或行为需求而改变从头到脚的体格检查顺序。未利用或过分依赖二手信息。（PEDS，IM，PSYCH）	具备将当前患者的症状和体征与以往患者情况联系起来的临床经验。仍主要根据病理生理学基础知识进行分析性推理来采集信息，但能够将现有发现和已有的临床经验相联系，能够将信息进行筛选、排序并整合，形成相关的阳性、阴性结果，拓宽诊断考虑。基本体格检查操作正确，能够识别并正确解释异常发现。能够始终根据患者的发育状况选择恰当的体格检查方法，并顺利实施。必要时，可以搜集并获取二手信息。（PEDS，IM，PSYCH）

关键胜任力	置信前行为	置信行为
PBLI 1：明确自身知识和专业的优势、不足和局限性	依靠外部提示才能意识到自身的优势、不足和局限性。学员承认外部给予的评价，但是他们对工作表现的理解比较肤浅，仅限于整体表现或底线；不太能理解工作表现测量与学员知识、技能和态度的水平关系密切。缺乏对自身局限性的反思和洞察，以至于无法意识到何时需要帮助，有时会给患者带来意外后果，或者错过学习和自我提高的机会。（IM，PEDS）	主要依靠内省，通过不断反思和洞察，了解自身的优势、不足和局限性。反思可能是在履行临床职责、处理重要突发事件或未能达到最佳临床实践或结果时，对不确定性、不安或紧张的一种反应。能意识到自身局限性，并建立一套以患者为中心的个人求助评价系统，取代医师个人的自主感知评价，以便能在需要时提出帮助请求。（IM，PEDS）
ICS 1：与不同社会经济和文化背景的患者、家庭和公众进行有效、恰当的沟通	通常按照模板与患者和家庭单向沟通，无法根据患者独特的人口学特征、认知水平、身体情况、文化背景、社会经济状况或具体情境需求来改变沟通方法。经常使用医学术语。不与患者及家庭讨论诊疗计划（即不进行共同决策）。若患者提出时会尊重其意愿，但不会主动征询患者的意见。推迟或回避困难或内容模棱两可的谈话任务。（SURG，IM，PEDS，PSYCH）	通常与患者和家庭进行双向沟通。基于模板沟通时，能根据患者独特的人口学特征、认知水平、身体情况、文化背景、社会经济状况或具体情境需求来调整沟通方法。避免使用医学术语。能运用多种技巧，包括非专业语言、澄清、控制适当节奏、减少每次沟通的信息量等，以确保与患者及家庭进行双向沟通和共同决策。开发困难沟通的脚本进行演练，以提高应对能力。（SURG，IM，PEDS，PSYCH）
ICS 2：与本专业同事、其他专业和健康相关领域人员进行有效交流	交流时，通常需要借助模板或提示，死板地按照规则陈述事实。未能结合环境、听众和具体情形调整交流的形式和内容。只进行单向交流，不能鼓励团队其他成员表达想法或观点。不能因地制宜地选择沟通工具（例如，电子邮件、电话、传呼机、短信、电子健康档案、面谈）。推迟或回避困难或内容模棱两可的谈话。（IPEC，PEDS，IM）	主动倾听，并鼓励团队成员提出想法和观点。大多数情况下，能针对听众、目标和环境选择适当的交流策略和内容。充分了解交流目的，能有效地介绍事情并展开讨论。能在不熟悉的环境中"破冰"发言。通常能根据不同情况选择适合的沟通工具。能够与团队讨论并及时更新患者照护计划。遇到比较困难或令人不适的谈话时，能主动请他人（如上级医师）帮助，并给予团队成员反馈意见。（IPEC，PEDS，IM）
P 1：展示对他人的同理心、诚信和尊重	表现为职业行为缺失，例如交流时不尊重他人或者不实话实说，尤其是在紧张或疲乏的状态下，或是在复杂或非同寻常的情况下。这些使得他人不得不提醒、介入和解决冲突。他们可能对自己的行为有一定的认识，但是在压力之下无法改变自己的行为。（PEDS，EM，PSYCH）	几乎在所有的情况下都能展示出职业行为，例如交流时相互尊重、实话实说。对自己的行为和职业素养的缺失和激发因素有深刻认知，并能据此保持专业性。（PEDS，EM，PSYCH）

关键胜任力	置信前行为	置信行为
P 3：展示对患者隐私和自主权的尊重	无法始终如一地尊重患者隐私和秘密（例如，在电梯等公共区域讨论患者的信息）。无法清晰说明《健康保险携带和责任法案》（HIPAA）的关键内容。没有让患者和家庭成员参与诊疗计划的讨论（即共同决策）。当患者自己提出时会尊重患者的意愿，但不会主动征询他们的意见。（PEDS，IM，PSYCH）	始终尊重患者的隐私和秘密，少有疏漏。能够清晰说明 HIPAA 的关键内容。请患者和家庭成员参与讨论诊疗计划（即共同决策）。征询并尊重患者的意愿。（PEDS，IM，PSYCH）
PPD 4：展现灵活性和成熟性，以适应变化和改变行为的能力	容易表现为刻板行为。在面对挑战时难以做出决定。当面对超出常规的认知概念和思维领域时害怕失去控制。情绪反应强烈，易受压力的影响。使用不成熟的应对机制。不调整自身行为，且认为没有必要。情绪智力（emotional intelligence，EI）水平低，无自知之明，不能有效地自我调节，缺乏担当，不乐观。（PEDS）	在抉择和实践中有意识地体现灵活性。当情绪和社会功能受影响时，能轻松地调整心态和行为。展现出成熟、健康的应对机制。在日常行为和压力状态下均保持韧性和自信。态度积极。情绪智力水平中等偏上，具备高水平的自我认知、自我调节、动机、同理心和社交技能。（PEDS）
PPD 7：表现自信，能让患者、家属和医疗团队成员安心	能自信地交流，但不确定何时、用何种方式对患者/家属解释自己的局限性。行为中能够展现出作为一名医生的从容和自信，但如果没有获得高年资同事或上级医师的保证，家属无法安心。（PEDS）	具备对何时表现出基于知识、技能的自信，何时表达对病情和诊断的不确定的洞察力。知识/技能与确定度相匹配，大多数情况下能让家属感到安心。（PEDS）

置信前学员

置信前学员的预期行为

  置信前学员严格按照模板口头汇报，未能获取信息接收者的暗示，确保接收者理解传递的信息。汇报时常急于完成，未在适当的时候暂停交流或讨论。针对主诉和患者照护的主要问题，汇报常不够简洁或条理不清晰。汇报包括太多与当前病情无关的内容。置信前学员未能根据信息接收者的需求调整汇报，经常运用很多缩写和医学术语，并且不能根据患者诊疗的不同情况（例如急诊和门诊）来调整汇报。当被问及他不能确定的信息时，学员会变得很防备，甚至会编造信息以掩饰他的不确定。他也可能未搜集到所需要的信息。该水平学员倾向于接受病历中包含的信息，未经验证地将其包含在汇报中。置信前学员在汇报时要么过于自信，要么信心不足，对医疗团队其他成员和（或）患者及家属的建议感到不舒服。在结束汇报时，他不能确保形成了闭环交流，只是各方口头表达了同意下一步诊疗计划和步骤。

置信前学员的案例

  Nick 正在退伍军人事务部医院的普通外科轮转。他被通知去接诊一位住院患者。他的上级住院医师 Janelle 让他到急诊室对这位新患者进行评估。到急诊室后，Nick 发现他这位即将接受评估的患者是一位看起来很痛苦的老年男性，陪伴他的年轻女性是他的女儿。Nick 立即开始进行评估，得知患者今年 88 岁，在过去的 24 小时内出现严重的急性腹痛，伴呕吐，尿量减少。Nick 完成病史采集和体格检查后，发现实验室检查尚未出结果，立刻找 Janelle 汇报他的发现和计划。Nick 准备离开时，患者的女儿拦住了他，她询问她父亲出了什么问题，Nick 告诉她，患者好像是继发于肠梗阻和严重脱水后的急性肾衰竭。患者女儿看起来很困惑并且非常担心，但是 Nick 说他现在必须去找他的住院医师。

Nick 在电梯中遇到 Janelle，并当着他人的面，开始汇报患者的情况。Janelle 让他等他们出了电梯再汇报。随后 Nick 开始汇报患者的既往史、目前的用药情况和其他系统的诸多问题，包括患者的足癣病史，以及足病医师的就诊史，但并未围绕患者目前的急性腹痛进行简要的讨论。当 Janelle 试图引导 Nick 聚焦主诉时，Nick 变得很慌乱，并说自己很快将说到这部分。Nick 终于完成了冗长且毫无条理的汇报，然后 Janelle 询问他的建议。Nick 肯定地说，基于呕吐症状和既往腹部手术史，患者目前患有肠梗阻，继发肾衰竭。当被问到诊断依据时，Nick 不能提供任何支持性证据，并且变得有一点抵触，强调说急诊室的住院医师还没有开出需要的所有检查来证实他的推测，并且实验室检查还没出结果。

Nick 和 Janelle 一起去急诊室评估患者的情况，遇到正在急诊室查看新患者的主治医师。Nick 立刻向主治医师汇报了这名患者的情况，但汇报内容和向 Janelle 汇报的一模一样，并没有采纳 Janelle 的建议进行条理清晰、重点突出的汇报。另外，Nick 并没有注意到患者女儿也在听他的汇报，她显得既困惑又心烦意乱。当患者女儿试图打断他时，Nick 暂停了一下，告诉她等他向主治医师汇报完，再和她解释。

置信学员

置信学员的预期行为

置信学员应该是有技巧的沟通者，理解口头汇报在医疗工作中的重要功能，并能根据不同的信息接收者（例如教师、患者/家属、团队成员）、不同的情况（例如急诊和门诊）和汇报时的情绪强度来适当调整自己的汇报。他主动邀请患者、家属和团队其他成员参与到汇报中，并不回避困难或有压力的问题。学员能准确、有效地讲述患者病情，并能给出强有力的证据来支持所提出的诊疗计划。他能坦然面对不确定性，欣然承认自己在管理特定患者时存在知识和技能方面的差距。学员会反思不确定的领域，并根据需要寻求额外的信息和帮助。置信学员能够持续地进行双向交流，确保达成共识，避免不必要的医学术语。学员将信息进行筛选、整合和优先排序，以便在汇报时能识别信息，使汇报简洁、有条理。讨论患者时，注意保护患者的隐私和秘密。

置信学员的案例

Nick 正在退伍军人事务部医院的普通外科轮转。他被通知去接诊一位住院患者。他的住院医师 Janelle 让他到急诊室对这位新患者进行评估。到急诊室后，Nick 发现他这位即将接受评估的患者是一位看起来很痛苦的老年男性，名叫 Jones。然后 Nick 礼貌地询问患者是谁陪着他一起看病，被告知是他的女儿，患者授权他的女儿告诉 Nick 他目前病情的细节。Nick 从患者女儿那获知他今年 88 岁，在过去的 24 小时内出现了严重的腹痛，伴有呕吐，并且长时间没有排尿。Nick 完成了详细且重点突出的病史采集，直接从患者及其女儿那里收集信息，并进行了体格检查，然后 Nick 开具了一系列实验室检查，并向 Jones 和他女儿进行了解释。Nick 告知他现在要去向自己的上级住院医师

Janelle 汇报病情，然后回来和他们讨论下一步的治疗计划。Nick 准备离开时，患者的女儿拦住了他，询问她父亲出了什么问题。Nick 告诉她，患者的肾可能停止工作了，他考虑可能是由于肠道阻塞导致的脱水。患者女儿看起来很困惑并且非常担心。Nick 和患者女儿坐了下来，进一步解释了他的初步诊断和推理过程，直到她说她理解了 Nick 的想法和诊疗计划。

Nick 找到了负责 Jones 的护士和 Janelle，把他们带到了一个私密的环境，然后开始汇报。Nick 先确认 Janelle 已知的情况，然后重点汇报了最紧急的情况，并让护士补充了患者入院时的情况以及生命体征。借用患者自己的描述和原话进行澄清，Nick 清晰地陈述了患者主诉以及相关的既往史。汇报简洁而高效，然后 Nick 注意到病史中还需要补充一些信息，包括患者和他女儿都不能完全记得的用药史。Nick 自信但不确定地说，根据呕吐症状、体格检查结果以及既往腹部手术史，患者

罹患肠梗阻。他认为肠梗阻导致脱水，继发急性肾衰竭。Nick 鉴别诊断了其他可能性，并说需要通过多种实验室检查来排除。Nick 说他计划在等待血液和影像学检查结果的同时，让护士着手静脉输液，开始液体复苏和静脉抗炎治疗。Nick 说他认为患者需收住院，并询问了 Janelle 患者是否需要立刻行急诊手术，以及是否需要预定 ICU 床位。

汇报完，Nick 询问 Janelle 和护士是否还有其他问题。Nick 让护士重复他的计划，确认无误。他们都同意了这个紧急计划，Nick 告诉 Janelle 他要回去见患者女儿，并在检查结果出来之后向她详细解释。当 Nick 回到急诊室后，值班外科主治医师正在患者床旁，并让 Nick 向他汇报 Jones 的最新情况。Nick 按照 Janelle 的建议精简了他的汇报。Nick 注意到患者的女儿在听，于是他和患者女儿保持目光交流，确保他的汇报能准确传达给患者女儿以及主治医师，当患者女儿有问题或者汇报内容需要澄清时，Nick 会停下来让她提问或解释。

EPA 7：提出临床问题和检索证据以提高患者照护质量

1.行为描述	入职第 1 天，住院医师即应具备识别患者照护中的临床关键问题、识别信息来源、检索信息和证据以解决这些问题的能力，这一点至关重要。刚入职的住院医师应具备评估证据质量及其在患者和临床中的适用性这一基本技能。实践循证医学的系列技能是住院医师需具备基础知识，能够意识到差距并主动查漏补缺。
	功能 ● 基于临床情况或实时患者照护情形，提出组织合理、重点突出、针对性强的问题。 ● 具备利用公认标准对医疗信息来源和内容进行评估的基本意识和初步技能。 ● 识别并能应用信息技术来获取准确、可靠的在线医疗信息。 ● 在评估证据和已发表研究的适用性 / 通用性应用到特定患者方面，具备基本意识和初步技能。 ● 在学习过程中表现出好奇心和客观性，以及在获取知识和照护患者过程中的科学推理精神。 ● 能将信息检索的主要发现应用到某一个或某一类患者中。 ● 能将个人的发现与医疗团队（包括患者 / 家属）进行交流。 ● 能对患者的治疗过程和结局进行闭环式反思。
2.最相关的胜任力领域	☐ 患者照护　　　　　　　　☐ 职业素养 ☑ 基于实践的知识　　　　　☐ 基于系统的实践 ☑ 基于实践的学习和改进　　☐ 跨专业合作 ☐ 人际关系和沟通技巧　　　☐ 个人和专业发展
3.每个领域内对置信决策至关重要的胜任力 （见附录 C）	KP 3　　　　PBLI 6 KP 4　　　　PBLI 7 PBLI 1　　　PBLI 9 PBLI 3　　　ICS 2

关键胜任力	置信前行为	置信行为
KP 3：遵循已知和新发现的临床科学原理作出诊断和治疗决策、解决临床问题和循证医学的其他方面	能记得并理解临床科学原理，但缺乏将知识应用于常见内外科疾病诊疗和基本预防保健中的能力。（IM，PEDS，SURG）	具备足够的临床科学知识，并且具备将所需知识应用于常见内外科疾病诊疗和基本预防保健中的能力（例如，能作出诊断、推荐初始处理方案，并能识别常见内外科疾病的不同表现）。（IM，PEDS，SURG）
KP 4：遵循流行病学原理确定健康问题、危险因素、治疗策略、资源，为患者和群体的疾病预防和健康促进而努力	能记得并理解流行病学原理，但缺乏将知识应用于常见内外科疾病诊疗以及基本预防保健中的能力。（IM，PEDS，SURG）	具备足够的临床流行病学知识，并具备将所需知识应用于常见内外科疾病诊疗及基本预防保健中的能力（例如，能作出诊断、推荐初始处理方案，并能识别常见内外科疾病的不同表现）。（IM，PEDS，SURG）
PBLI 1：明确自身知识和专业的优势、不足和局限性	依靠外部提示才能意识到自身的优势、不足和局限性。学员承认外部给予的评价，但是他们对工作表现的理解比较肤浅，仅限于整体表现或底线；不太能理解工作表现测量与学员知识、技能和态度的水平关系密切。缺乏对自身局限性的反思和洞察，以至于无法意识到何时需要帮助，有时会给患者带来意外后果，或者错过学习和自我提高的机会。（IM，PEDS）	主要依靠内省，通过不断反思和洞察，了解自身的优势、不足和局限性。反思可能是在履行临床职责、处理重要突发事件或未能达到最佳临床实践或结果时，对不确定性、不安或紧张的一种反应。能意识到自身局限性，并建立一套以患者为中心的个人求助评价系统，取代医师个人的自主感知评价，以便能在需要时提出帮助请求。（IM，PEDS）
PBLI 3：意识到并开展学习活动，以弥补自身知识、技能和态度方面的差距	不考虑学习风格、偏好或活动的适当性，依靠外界提供和容易获得的课程材料进行学习。设定的自主学习目标缺乏任何可测量的结果。（PEDS，PSYCH）	参与到学习活动中，并能根据内外部对于知识、技能和态度方面的差距分析以设定目标。将学习活动与学习偏好和风格相匹配。寻找循证信息（例如临床指南、Cochrane 数据库、PubMed）以达到学习目标。（PEDS，PSYCH）
PBLI 6：结合患者健康问题，从相关的科学研究中寻找、评估和应用证据	很少"慢下来"重新思考解决问题的方法、寻求帮助及搜寻新的信息。需他人帮助才能将医疗信息需求转化为清晰的临床问题。不熟悉医学文献的优缺点。未经批判性评价而接受临床研究的结论。（IM，PEDS，PSYCH）	常能"慢下来"重新思考解决问题的方法、寻求帮助及寻觅新的信息。能够将医疗信息需求转化为清晰、可检索的临床问题。理解证据等级，会使用先进的检索工具。能通过分析主要结果批判性地评价一个主题；然而，可能需要他人的指导才能理解证据的微妙之处。（IM，PEDS，PSYCH）

关键胜任力	置信前行为	置信行为
PBLI 7：运用信息技术优化学习和患者照护	在没有强制分配或直接帮助的情况下，一般不会主动尝试运用信息技术。在临床查询或满足学习需求过程中，无法在多个可用数据库中进行选择。无法对获得的信息进行筛选或排序，从而导致信息过多，且其中许多信息并无用处。应用失败可能会恶化对信息技术简单易用的看法，从而导致抵触运用新技术。（PEDS，EM）	展现出在患者照护或学习中尝试新技术的意愿。能够识别和使用几个可用的数据库、搜索引擎或其他适当的工具，信息量可管理，且大部分与临床问题相关。电子健康档案的基本使用情况不断改善，从执行任务的效果和效率的提高中得以证明。开始识别快速查找正确信息的捷径，例如使用过滤器。能避免让人误入歧途的捷径或在电子健康档案中留下不正确的信息。（PEDS，EM）
PBLI 9：获取并使用有关患者个体、患者群体或所在社区的信息，以改进患者照护	仅关注患者个体。作为从业者，并未考虑群体健康，因此无法了解社区的需求和资源。未与社区机构、专业人员或其他人员合作以促进患者个人或群体健康。未能意识到医生在公共卫生报告方面的责任，且不参与必需的报告。（PEDS）	理解群体健康问题会影响患者个人的健康，因此能识别社区需求和资源的信息来源。与社区机构、专业人员和其他人员进行互动并开始合作，设法解决群体健康问题（例如疾病和损伤预防）。经常参与必需的公共卫生报告。（PEDS）
ICS 2：与本专业同事、其他专业和健康相关领域人员进行有效交流	交流时，通常需要借助模板或提示，死板地按照规则陈述事实。未能结合环境、听众和具体情形调整交流的形式和内容。只进行单向交流，不能鼓励团队其他成员表达想法或观点。不能因地制宜地选择沟通工具（例如，电子邮件、电话、传呼机、短信、电子健康档案、面谈）。推迟或回避困难或内容模棱两可的谈话。（IPEC，PEDS，IM）	主动倾听，并鼓励团队成员提出想法和观点。大多数情况下，能针对听众、目标和环境选择适当的交流策略和内容。充分了解交流目的，能有效地介绍事情并展开讨论。能在不熟悉的环境中"破冰"发言。通常能根据不同情况选择适合的沟通工具。能够与团队讨论并及时更新患者照护计划。遇到有些比较困难或令人不适的谈话时，能主动请他人（如上级医师）帮助，并给予团队成员反馈意见。（IPEC，PEDS，IM）

置信前学员

置信前学员的预期行为

该水平的学员与更高阶的学员相比，往往更依赖线性思维，可借鉴的经验更少，也更少意识到自己知识的局限性。置信前学员可能过度关注患者个体，没有意识或关注到对疾病趋势和患者群体或社区特征的理解，并且通常可能在没有充分理解情况的复杂性或所需信息与证据类型的情况下，仓促作出结论或进行推展。学员未能发展并形成解决问题的思维模式，即使具备足够的知识，经历多次问题解决的过程，事到临头仍无法激活思维模式解决相同问题。该学员需要提高检索和评估相关证据的能力。最后，学员并不总能将新发现应用于患者个体或群体的照护中。

置信前学员的案例

Sierra 正在输血医学科工作，她被要求接诊一位患者，该患者考虑罹患血栓性血小板减少性紫癜（thrombotic thrombocytopenic purpura，TTP），请求进行血浆置换。Sierra 快速浏览了病历，并注意到患者 24 小时前因血小板减少入院。她注意到首诊团队和会诊的血液科在诊断上不一致。她继续收集相关的信息，然后通知输血科的专科医师，她有问题需要咨询。

听完 Sierra 的病例汇报，这位专科医师问 Sierra 患者血小板减少的病因是什么。Sierra 说病历提示是 TTP。当同事提问血小板减少的其他病因时，Sierra 列出了几个其他可能考虑的诊断。专科医师又问 Sierra 下一步的计划。Sierra 说，他们应该去见这名患者，并与血液科专家讨论，来明确患者的诊断。

这位专科医师提示 Sierra 去回顾血小板减少的鉴别诊断、TTP 的诊断及治疗的相关文献。Sierra 查阅了她的医学口袋书，并在通用的网络浏览器上搜索了相关信息。然后她告诉医师，他们需要复查血涂片，收集更多的实验室数据，进一步采集患者的病史。她说自己对 TTP 的诊断表示怀疑，但如果血涂片证实了诊断，他们需要立刻对患者进行血浆置换治疗。

此时，主治医师加入了讨论，并询问 Sierra 和专科医师是否阅读了有关 TTP 进行血浆置换治疗的最新证据。Sierra 说她刚回顾过文献，血浆置换是有效的。主治医师询问她是否浏览了该领域最新的证据，并提示 Sierra 想想她可以在哪里找到这些证据。Sierra 说，她上网搜索了，但她也可以使用一个快速更新的汇总资源。她离开后，回顾了汇总资源，再次返回后建议应该开始进行血浆置换。这时，主治医师提示 Sierra 再次回顾病例，明确可能提示血浆置换不适用于此患者的证据，并注意到患者正在服用几种可能与 TTP 相关的特异性药物。

置信学员

置信学员的预期行为

该水平学员能根据自身的知识差距和患者的需求评估，定期确定患者照护中需要补充的信息。她会基于临床情境，或患者个体或患者小组的实时照护，明确提出针对性、相关的临床问题，愿意且能够花时间找出适当证据来回答这些问题。学员能够将认知过程聚焦于辨别相关因素、识别未知领域，并通过即时学习来发展知识以生成解决方案。当发现自身知识存在差距时，她会采取措施查漏补缺，以保持足够的生理学、临床医学、流行病学和社会行为科学的知识基础，并将其应用于患者照护活动中。学员具有评估资源、适当使用信息技术和生成可管理的信息量方面的技能。学员能够评估信息的适用性和通用性。当发现证据不足时，她会逐步采取闭环措施，以明确改善照护的方法。

置信学员的案例

Sierra 正在输血医学科工作，她被要求接诊一位患者，该患者考虑罹患血栓性血小板减少性紫癜，请求进行血浆置换。Sierra 快速回顾了病历，准备向她的专科同事和主治医师汇报，但她注意到首诊团队和会诊的血液科在诊断上不一致。她不熟悉 TTP 具体的诊断标准，所以她快速浏览了一个在线证据摘要资源。当查询诊断标准时，她发现 TTP 和 TTP 样综合征有几种不同的病因，包括药物。她标记了几篇重要文献供以后阅读。

Sierra 更仔细地回顾了患者的电子病历，特别关注她检索过的资料，这些数据将有助于鉴别 TTP 与其他疾病。她注意到病历中缺少一些必需信息，告诉同事，她会再次询问患者，之后再和同事在实验室见面，复查外周血涂片。询问患者后，她发现患者正在服用一种已知与 TTP 样综合征相关的药物，并注意到患者既往做过胃旁路移植术，可能导致患者出现诸如维生素 B_{12} 缺乏的营养风险。

Sierra 与血液病理科以及输血科的专科医师一起复查了外周血涂片，然后觉得自己已准备好向专科医师和主治医师汇报病例。当专科医师要求她概述评估时，Sierra 列出了针对患者关键特征的鉴别诊断。她提出了药物相关性 TTP。她说她在一篇综述中发现患者服用的一种药物与 TTP 样综合征相关，但不清楚确切的发生率，她将阅读那篇原始文献，获取更准确的关联信息。她在鉴别诊断中也列举了其他可能的疾病，包括维生素 B_{12} 缺乏症，几篇病例报道中提到维生素 B_{12} 缺乏症与 TTP 有相似的表现。

这时，专科医师问 Sierra 下一步应该如何对患者进行治疗。Sierra 说根据她所阅读的文献，在对诊断仍有疑问的情况下，不应进行血浆置换。她建议还需开具更多的实验室检查，并询问是否有证据支持，在这种情况下可以进行经验性的血浆置换。她还询问如果患者是维生素 B_{12} 缺乏症或药物相关性 TTP，血浆置换是否会对患者有危害。她向这位主治医师承认，她还需花时间在 PubMed 上查询该领域相关的对照试验证据。

这时，主治医师加入了讨论。Sierra 汇报了检索文献的结果，列出对 TTP 进行血浆置换的随机对照研究，该证据有说服力且一致，但若是考虑药物相关性 TTP 或其他诊断时，证据等级降低。主治医师同意并确认了 Sierra 的建议，开具了更多的实验室检查，包括维生素 B_{12} 检测，并暂缓血浆置换。作为一个团队，他们和首诊团队、会诊血液科团队讨论他们的建议。离开时，Sierra 建议他们带走几篇文献与团队分享。

EPA 8：转入或转出患者时照护责任的交接

1. 行为描述	有效和高效的交接沟通对患者照护至关重要。交接沟通确保患者从一个医疗团队或医师转移至另一个团队或医师时，能够继续接受高质量、安全的照护。交接工作也是许多其他跨专业成功沟通的基础，包括从一位医务人员交接至另一位，或从一个医疗机构交接至另一个。交接工作可能发生在两类医疗机构之间（如医院医生到基本医疗医生，儿科到成人科室，出院到亚急症照护机构），也可能发生在同一个机构内（如交接班）。

信息发送者的功能

- 进行交接沟通，最大限度减少交接过程中的已知风险（例如，确保听众参与其中，避免分心）。
- 记录并更新电子交接工具。
- 按照结构化的交接模板进行口头沟通。
- 使用简洁的口头沟通，至少应传达疾病严重程度、对情况的认知、诊疗计划和应急计划。
- 承担患者的主要责任时，应征询最近一次交接沟通的反馈。
- 尊重患者隐私并保密。

信息接收者的功能

- 向交班者提供反馈，以确保满足相关的信息需求。
- 提出需澄清的问题。
- 澄清，以确保闭环沟通。
- 确保健康照护团队（包括患者／家属）对本次责任交接知情。
- 在整个照护过程中承担所需的全部责任。
- 尊重患者隐私并保密。 |

2. 最相关的胜任力领域	☑ 患者照护		☑ 职业素养
	☐ 基于实践的知识		☐ 基于系统的实践
	☑ 基于实践的学习和改进		☐ 跨专业合作
	☑ 人际关系和沟通技巧		☐ 个人和专业发展

3. 每个领域内对置信决策至关重要的胜任力（见附录 C）	PC 8 PBLI 5 PBLI 7	ICS 2 ICS 3 P 3

关键胜任力	置信前行为	置信行为
PC 8：为患者提供适当的转诊，包括确保在不同医疗服务提供者或医疗机构间转诊过程中照护的连续性，并跟踪患者的病情进展和结局	在不同患者间信息传递（内容、准确性、效率和整合）存在差异。交接中经常出现疏漏和冗余信息。不能始终一致地利用可用资源（如来自电子健康档案的信息），从而协调和确保在交接系统内和系统间能提供安全有效的患者照护。低效的交接会给患者带来不必要的费用或风险（例如，重复检查或可避免的再次入院）。（PEDS，IM）	调整和应用一个标准化的模板，尽可能做到个体化、可靠和可重复，尽量减少疏漏和冗余信息。能始终一致地使用可用资源（如来自电子健康档案的信息），从而协调和确保在交接系统内和系统间能提供安全有效的患者照护。提供足够的机会来澄清和提问。开始为接班同事预判潜在的问题。（PEDS，IM）
PBLI 5：将反馈纳入日常实践	不征求反馈。当他人的观点与自己的不同时，很难考虑他人的观点，从而形成抵触情绪，无法接收反馈和（或）回避反馈。将反馈融入实践比较有限（例如，融入得肤浅或仅有暂时的行为改变）。（IM，PEDS）	定期征求反馈并进行反思。内部反馈资源促使洞悉自身局限性和参与自我管理。根据外部反馈（征求反馈或主动提供反馈）和内部自省改进实践（例如，能指出特定情境中做得好的方面和不足之处，并据此对行为做出积极的改变）。（IM，PEDS）
PBLI 7：运用信息技术优化学习和患者照护	在没有强制分配或直接帮助的情况下，一般不会主动尝试运用信息技术。在临床查询或满足学习需求过程中，无法在多个可用数据库中进行选择。无法对获得的信息进行筛选或排序，从而导致信息过多，且其中许多信息并无用处。应用失败可能会恶化对信息技术简单易用的看法，从而导致抵触运用新技术。（PEDS，EM）	展现出在患者照护或学习中尝试新技术的意愿。能够识别和使用几个可用的数据库、搜索引擎或其他适当的工具，信息量可管理，且大部分与临床问题相关。电子健康档案的基本使用情况不断改善，从执行任务的效果和效率的提高中得以证明。开始识别快速查找正确信息的捷径，例如使用过滤器。能避免让人误入歧途的捷径或在电子健康档案中留下不正确的信息。（PEDS，EM）
ICS 2：与本专业同事、其他专业和健康相关领域人员进行有效交流	交流时，通常需要借助模板或提示，死板地按照规则陈述事实。未能结合环境、听众和具体情形调整交流的形式和内容。只进行单向交流，不能鼓励团队其他成员表达想法或观点。不能因地制宜地选择沟通工具（例如，电子邮件、电话、传呼机、短信、电子健康档案、面谈）。推迟或回避困难或内容模棱两可的谈话。（IPEC，PEDS，IM）	主动倾听，并鼓励团队成员提出想法和观点。大多数情况下，能针对听众、目标和环境选择适当的交流策略和内容。充分了解交流目的，能有效地介绍事情并展开讨论。能在不熟悉的环境中"破冰"发言。通常能根据不同情况选择适合的沟通工具。能够与团队讨论并及时更新患者照护计划。遇到有些比较困难或令人不适的谈话时，能主动请他人（如上级医师）帮助，并给予团队成员反馈意见。（IPEC，PEDS，IM）

关键胜任力	置信前行为	置信行为
ICS 3：作为医疗团队或其他专业团体的成员或领导者，能与他人有效合作	较少参与团队讨论；被动地跟随团队中其他人的领导。很少主动与团队成员互动。采取以自我为中心的方式工作，专注于自身的表现。吝于承认他人的贡献。（PEDS）	能理解不同团队成员的角色，并与合适的团队成员互动完成任务。积极参与团队工作，能达到或超过对其所担任角色的期望。通常，他们会致力于实现团队目标，但可能会将与职业认同发展（例如认可）相关的个人目标置于追求团队目标之上。（PEDS）
P 3：展示对患者隐私和自主权的尊重	无法始终如一地尊重患者隐私和秘密（例如，在电梯等公共区域讨论患者的信息）。无法清晰说明《健康保险携带和责任法案》（HIPAA）的关键内容。没有让患者和家庭成员参与诊疗计划的讨论（即共同决策）。当患者自己提出时会尊重患者的意愿，但不会主动征询他们的意见。（PEDS，IM，PSYCH）	始终尊重患者的隐私和秘密，少有疏漏。能够清晰说明 HIPAA 的关键内容。请患者和家庭成员参与讨论诊疗计划（即共同决策）。征询并尊重患者的意愿。（PEDS，IM，PSYCH）

置信前学员

置信前学员的预期行为

在进行交接沟通时，学员无法始终如一地使用某一标准格式，导致口头和书面交接过程中出现疏漏和冗余信息。由于该水平学员可能无法对交接信息进行优先排序，因此他们经常未经筛选地呈现数据，导致了低"信噪比"。置信前学员选择交接环境时，没有意识到高质量交接沟通的既定特征（例如，找到一个干扰和分心最少的环境）。这类学员专注于自己的任务而忽略全局，几乎不能意识到因整个团队工作负荷或其他相关因素所造成的对信息接收者的影响，即表现出最低程度的"情境意识"。

当作为交接的接收者时，置信前学员不会提出需要澄清的问题、预判患者病情走向、表达口头理解。

置信前学员的案例

Bob 在泌尿科病房轮转。他正在电脑前疯狂地工作，希望尽快结束今天的任务，他瞥了一眼钟表，意识到自己要迟到了。他跑着去办公室见 Jim——一位刚到的夜班实习生，这时很多同事已经聚在办公室聊天了。一位同事已准备交班，他告诉 Bob 自己必须离开，因为要参加孩子的活动。Bob 想为什么自己没有孩子，不然可以作为提前离开的借口。他等待着交班并开始在手机上打字，直到他的同事完成了交班。

他开始交班，不过一直向 Jim 道歉，由于被"蹂躏"了一下午，所以他没时间写下所有的实验室检查结果，也没能更新所有患者的电子交班工具。利用医院的交班模板，Bob 开始阅读潦草的笔记，交代患者的病情。他从自己最关心的患者，也就是他认为需要密切关注的患者开始。总结患者的过程中，他交代了完整的既往病史，包括胃食管反流病、2 型糖尿病、冠心病三支病变冠脉旁路移植术后、偏头痛、慢性阻塞性肺疾病、外周血管病、2 周前行膀胱癌回肠膀胱术。他继续描述了所有既往的住院史、治疗史、完整的药物史、所有正常和异常的实验室检查结果，以及所有的药物更换及其原因。他说他担心患者可能会形成脓肿。这时，他被一条要求给患者补钾的消息打断。他先去开了医嘱。当他回来的时候，他意识到第一位患者的交班占用了太长时间。于是他迅速地交接完第一位患者，忘记提醒 Jim 需要追踪腹部盆腔 CT 的结果。他没有给 Jim 提问的机会，剩下的交班也漏洞百出或者包含太多无用信息。

在工作的第四天，Jim 告诉 Bob，Bob 的一位患者在前晚出现发热，根据既往病史给予了治疗抗甲氧西林金黄色葡萄球菌感染的抗生素。Bob 变得防备起来，辩解说 Jim 应该知道昨天有多疯狂，所有入院患者和护士都在交班时打断了他们。他说交班在如此忙碌和吵闹的环境中，他能把所有正确的信息交代出去都令他感到惊讶。

置信学员

置信学员的预期行为

进行交接沟通时，置信学员能够始终遵循标准格式，至少能为每位患者提供以下信息：①疾病严重程度；②诊疗计划；③应急计划。该学员能根据特定的患者、团队和情形变化修改模板。能够更新并有效地使用电子交接工具来补充交接沟通。他能够组织关于每位患者的口头交流内容，以便接收者区分信息的优先级。置信学员在特定环境中以特定的方式进行患者交接，具备对高质量交接沟通的既定特征的意识（例如，在适当的环境中进行交接，尽量减少干扰和中断，使用闭环沟通，考虑到团队其他成员和接班同事的工作负荷）。

作为接收者时，置信学员能够积极倾听，并且能提出需要澄清的问题。此外，他能使用总结和复

述的技巧，以确保闭环沟通。

置信学员的案例

Bob 在泌尿科病房轮转。他正在准备给夜班团队的交班工作，他更新了电子交接文件并打印出两份——一份留给自己，另一份给值班人员。然后他去护士站，告诉责任护士（resource nurse）他们将开始交接班，并询问护士在交班前还有什么事情需要处理或哪位患者需要查看。Bob 的一名同事此时路过，询问能否第一个交班，因为他今晚需要参加他孩子的活动。Bob 欣然同意，并询问是否需要帮助，确保同事能按时参加孩子的活动。同事告诉 Bob 只需要关注他的一名患者的出入量，Bob 查看后将出入量发送给了同事。

同事向即将值班的 Jim 交完班后，Bob 在办公室碰到了 Jim，不同医疗服务团队的几名成员聚在办公室里聊天。Bob 意识到这里可能会分心且违反 HIPAA 法案，他建议 Jim 到隔壁房间。Bob 将一份打印的电子交班记录交给 Jim。他使用医院的交班模板格式，从他最关注、认为最应密切观察的患者开始交班。经过总结提炼后，Bob 告诉 Jim，患者是一位 67 岁的老年男性，既往膀胱癌，回肠膀胱术后 2 周，目前发热 2 天，伴有腹痛和心动过速，提示脓毒血症。患者的血压一直在正常范围内。已接受广谱抗生素和补液治疗。为了寻找腹腔内脓肿，完善了患者的腹部和盆腔 CT，但需要随访结果。这时，一条让他给患者补钾的信息打断了谈话，Bob 与护士确认患者一般情况良好，血钾不是很低。他告诉护士交完班后他会马上开医嘱。随后，他继续和 Jim 讨论第一位患者的情况，以及今晚的工作（包括每 4 小时查看患者的体温、血压、尿量，并进行一次疼痛评分，随访腹部和盆腔 CT 结果）。他告知 Jim 如果出现再次发热、低血压、少尿或腹痛加重之后的处理计划。Bob 还告诉 Jim，如果患者病情恶化，可能需要转入 ICU。Jim 重复了一遍诊疗计划和应急计划。Bob 问 Jim 是否有任

何问题，Jim 回答说："如果 CT 扫描发现了脓肿，诊疗计划是什么？"Bob 告诉他，应该告知患者新的情况，目前的计划是手术治疗。另外 Bob 提醒 Jim，患者的左耳听不见，右耳的听力也很差。然后他们继续进行了其他患者的交接班。

第二天早上，Bob 返回，听取 Jim 的交班。Bob 问 Jim 昨晚情况怎样。Jim 说总体一切顺利，但 Bob 忘了告诉他去查看交班时被打断的那位患者补钾后的情况。Jim 告诉 Bob，他今天早上注意到那位患者血钾仍低，但略高于 Bob 告诉他需要静脉补钾的阈值水平。Bob 说他很抱歉，他将在交班表上留个位置，记录交接班过程中发生的变化，以免将来出现类似的错误。

EPA 9：参与跨学科团队

1.行为描述	有效的团队合作是实现医疗机构安全、及时、有效、高效和公平的照护能力所必需的。在专业发展的早期，介绍团队中各成员的角色、职责和贡献对于实现团队合作增加患者疗效的价值至关重要。
	功能 ● 确定团队成员的角色以及与每个角色相关的职责。 ● 建立和保持相互尊重、有尊严、诚信和信任的氛围。 ● 在尊重和欣赏团队成员的氛围中沟通，并将他们纳入所有相关信息的交流中。 ● 与团队成员交流时，能够专注地倾听。 ● 根据团队成员的沟通需求调整沟通内容和风格。 ● 了解自己作为医务人员的个人角色和局限性，主动向团队其他成员寻求帮助，从而优化医疗保健服务。 ● 帮助有需要的团队成员。 ● 优先考虑团队需求，而不是个人需求，优化所提供的照护服务。
2.最相关的胜任力领域	☐ 患者照护　　　　　　　　　　　☑ 职业素养 ☐ 基于实践的知识　　　　　　　　☑ 基于系统的实践 ☐ 基于实践的学习和改进　　　　　☑ 跨专业合作 ☑ 人际关系和沟通技巧　　　　　　☐ 个人和专业发展
3.每个领域内对置信决策至关重要的胜任力 （见附录 C）	ICS 3　　　　IPC 1 ICS 7　　　　IPC 2 P 1　　　　　ICS 2/IPC 3 SBP 2

关键胜任力	置信前行为	置信行为
ICS 3：作为医疗团队或其他专业团体的成员或领导者，能与他人有效合作	较少参与团队讨论；被动地跟随团队中其他人的领导。很少主动与团队成员互动。采取以自我为中心的方式工作，专注于自身的表现。吝于承认他人的贡献。（PEDS）	能理解不同团队成员的角色，并与合适的团队成员互动完成任务。积极参与团队工作，能达到或超过对其所担任角色的期望。通常，他们会致力于实现团队目标，但可能会将与职业认同发展（例如，认可）相关的个人目标置于追求团队目标之上。（PEDS）
ICS 7：表现出对情绪的洞察力和理解力，并做出恰当的反应，以发展和处理人际交往	无法在语言和非语言交流过程中准确预测或解读他人的情绪。没有意识到自己的情绪和行为暗示，在交流中可能传递某些情绪（例如，焦虑、兴奋、愤怒），可能会引发他人无意识的情绪反应。不能有效地管理自己或他人的强烈情绪。（PEDS）	在典型的医疗沟通场景（包括那些激起强烈情绪的场景）中，以适当和专业的行为来预测、解读和回应情绪反应。运用这些能力与他人建立或维持治疗联盟。非典型或非预期状况可能激起学员的强烈情绪，从而导致无法调节自己的行为和管理情绪。（PEDS）
P 1：展示对他人的同理心、诚信和尊重	表现为职业行为缺失，例如交流时不尊重他人或者不实话实说，尤其是在紧张或疲乏的状态下，或是在复杂或非同寻常的情况下。这些使得他人不得不提醒、介入并解决冲突。他们可能对自己的行为有一定的认识，但是在压力之下无法改变自己的行为。（PEDS，EM，PSYCH）	几乎在所有的情况下都能展示出职业行为，例如交流时相互尊重、实话实说。对自己的行为和职业素养的缺失和激发因素有深刻认知，并能据此保持专业性。（PEDS，EM，PSYCH）
SBP 2：在医疗系统内协调患者照护	制订照护计划、设定照护目标时不考虑患者/家属及医疗团队其他成员的意见。在很少或完全没有与团队成员或会诊医师沟通的情况下进行转诊或会诊。不参与机构间患者照护的交接。没有表现出协调照护资源（如家庭照顾、病例管理、财务资源、社区卫生资源、学校资源）的意识。（PEDS，SURG，PSYCH，EM）	通常让患者/家庭参与目标设定和制订照护计划。通常可以提供一份完整、准确的书面照护计划，并且很少有遗漏失误。向团队其他成员和会诊医师沟通重要信息。能预测并回答来自患者和家庭的问题。提供照护无缝交接所需的准确信息。了解照护资源的协调，并利用它们满足患者/家庭的需求。倡导患者获取社区资源。（PEDS，SURG，PSYCH，EM）

关键胜任力	置信前行为	置信行为
IPC 1：与其他专业人员合作，营造和维持相互尊重、有尊严、多元化、有道德操守和信任的氛围	仅从专业内同事处寻求答案和回应权威。没有认识到跨学科团队中其他成员的重要性和他们对团队做出的重大贡献。倾向于忽视医生以外专业人士的意见。（PEDS, PSYCH, EM）	能够清晰地表达其他专业人员的独特贡献（知识、技能和态度）。在适当的问题上寻求他们的意见，并将他们的价值传达给团队的其他成员、患者和家庭。因此，是一个优秀的团队合作伙伴。（PEDS, PSYCH, EM）
IPC 2：根据对自身角色和其他专业人员的认识，适当评估和解决患者和所服务人群的卫生保健需要	能识别其他团队成员的角色，但不能意识到如何或何时寻求合作。不向患者/家庭传达团队中其他专业人员的价值。（IM, PSYCH, EM）	了解团队所有成员的角色和职责，并能与之有效合作。支持团队其他成员的活动，并向患者/家庭传达他们的价值。（IM, PSYCH, EM）
ICS 2/IPC 3 **ICS 2**：与本专业同事、其他专业和健康相关领域人员进行有效交流	**ICS 2**：交流时，通常需要借助模板或提示，死板地按照规则陈述事实。未能结合环境、听众和具体情形调整交流的形式和内容。只进行单向交流，不能鼓励团队其他成员表达想法或观点。不能因地制宜地选择沟通工具（例如，电子邮件、电话、传呼机、短信、电子健康档案、面谈）。推迟或回避困难或内容模棱两可的谈话。（IPEC, PEDS, IM）	**ICS 2**：主动倾听，并鼓励团队成员提出想法和观点。大多数情况下，能针对听众、目标和环境选择适当的交流策略和内容。充分了解交流目的，能有效地介绍事情并展开讨论。能在不熟悉的环境中"破冰"发言。通常能根据不同情况选择适合的沟通工具。能够与团队讨论并及时更新患者照护计划。遇到有些比较困难或令人不适的谈话时，能主动请他人（如上级医师）帮助，并给予团队成员反馈意见。（IPEC, PEDS, IM）
IPC 3：以积极回应和负责任的方式与其他卫生专业人员进行沟通，支持患者个体和人群的健康维持和疾病救治	**IPC 3**：ICS 2 和 IPC 3 在本质上属于相同的胜任力。因此这两种胜任力的里程碑也一样。	**IPC 3**：ICS 2 和 IPC 3 在本质上属于相同的胜任力。因此这两种胜任力的里程碑也一样。

置信前学员

置信前学员的预期行为

置信前学员正处于职业认同发展阶段，他关心并专注于自身的表现，这使得他很难认识到并优先考虑团队目标，而不是自己的目标。他能识别团队其他成员的角色，但只能非常理解和欣赏其他医生的贡献。因此，置信前学员通常会向医生寻求答案，并且只遵循医生的建议和指示。置信前学员在理解团队其他成员的重要性以及基于团队的照护中多样性和包容性的作用方面能力有限。他的沟通大多数是单向的，交流时需要借助提示，死板地按照模板陈述事实，而且根据听众、地点、接收者偏好或消息类型来调整内容的能力有限。该水平学员很难解读自己的情绪，也很难预测或解读他人的情绪。因此，他无法控制自己或他人的强烈情绪。他可能会表现出缺乏职业精神，比如在互动中不尊重对方，特别是在紧张和疲劳的时候。

置信前学员被动地参与团队照护，行事不考虑团队成员、患者和家属的意见。因此，他不知道患者可获得和所需要的资源，这限制了他帮助协调与跨专业团队中其他成员共同照护患者的能力。

置信前学员的案例

Karl 被分配到一家普通内科病房工作 4 周。一天早上，他查房迟到了 5 分钟。加入团队时，他为迟到道歉，并说远程技术使他无法查看一位患者的夜间追踪记录，该患者为评估晕厥而入院。他显然很慌张，说："我不敢相信她不让我看到那些监测数据！她在和夜班技术人员谈话，他们说半小时内回来。我没法控制她做什么，但应该有人跟她谈谈她不专业的行为。"

后来，在团队巡诊查房时，他们去看望了他的另一位患者 Gardner 女士，她是一位因尿脓毒症住院的老妇人。住院医师询问患者理疗的效果如何。患者说她已经三天没有接受治疗了。Karl 翻了个白眼，当他们离开房间时，他说："我两天前和那个治疗师谈过，他说患者第一天拒绝接受治疗，第二天他来时患者不在房间。难怪这家医院名声不好！没有人在尽责地照顾患者。"

第 2 天，团队的病案管理员找到 Karl 的上级医师说，当养老院的联络人来评估 Gardner 女士时，Karl 将病历扣留了将近半个小时不给她检查。联络员耐心地等待，然后问他什么时候能办完。Karl 不耐烦地告诉她，自己之前也等着病历，所以她也需要等。病案管理员形容他既轻蔑又无礼。当上级医师询问 Karl 这件事时，他沮丧地回答说："我不敢相信她会抱怨这件事！她应该知道我们必须尽快完成病历记录，而且下午 1 点我必须得去上课。"

置信学员

置信学员的预期行为

置信学员会积极努力地融入团队。他承认所有团队成员的价值和贡献，并在需要时寻求他们的意见和帮助。学员能让其他团队成员随时了解情况。他喜欢与团队成员进行良好的互动，他能根据信息接收者在内容、风格和地点方面的需求调整自己的沟通策略。该水平的学员能积极倾听并从所有团队成员那里获得想法和意见。他能预测并回应典型情境中的情绪。其他团队成员认为他的互动方式是专业的，而且他很少表现出职业行为上的失误。这些失误往往只发生在引发强烈情绪的意外情况下，即使是置信学员也可能在处理这种情况时遇到困难。然而，当偶尔的失误发生时，他具备在经验中成长的洞察力，能利用所学来预测和处理未来的触发因素。

置信学员通常致力于实现团队目标，尽管个人目标与团队目标相冲突时，有时实现团队目标会更加困难。他通常让患者、家属和跨专业团队的其他成员参与目标设定和照护计划制订。他与患者分享社区资源的相关知识，并积极参与照护协调工作。

置信学员的案例

Karl 被分配到一家普通内科病房工作 4 周。一天早上，他查房迟到了 5 分钟。当他加入团队时，他为迟到道歉，并说他想查看一位患者的夜间追踪记录，该患者因晕厥评估入院，这样他们就可以在查房时做出是否出院的决定。他说，他不得不等上几分钟，让夜班技术人员和白班技术人员完成他们的交接班交流。

后来，在和其他医生查房时，他们进去看了他的另一个患者 Gardner 女士，她是一位因尿脓毒症住院的老妇人。团队中一位成员询问她理疗的效果如何。Gardner 女士说她已经三天没有接受治疗了。Karl 回答说："我知道你几天前不想接受治疗，在那之后，你有很多检查，所以治疗师可能很难在房间里找到你。我知道他真的很想让你继续理疗，我再给他打个电话，看看能不能解决问题。"

第 2 天，团队的病案管理员找到 Karl 的上级医师，说 Karl 对 Gardner 女士特别有帮助。当病案管理员来查看病历时，他碰巧正在记录病历，同时，他表达了自己的担忧，因为 Gardner 女士的女儿们反对任何关于临时安置在养老院的建议。他请病案管理员帮他一起做家属的工作。Karl 为患者女儿们做好准备，在他的帮助下，病案管理员成功地让她们明白临时安置是最有利于她们母亲的治疗选择。

EPA 10：识别急重症并进行评估和管理

1. 行为描述	能够迅速识别需要紧急照护的患者，启动评估及管理并寻求帮助，这对所有医师来说都是至关重要的。尤其对新住院医师而言，他们通常是急症照护情境中的首诊人员，同时也是最先获知异常实验室结果和患者病情恶化的人员。早期识别和干预能最大限度地改善患者的预后。该 EPA 要求在认识到需要帮助的同时，马上开始寻求帮助。入职第 1 天的住院医师可能需要识别、启动评估和管理、寻求帮助的情况包括以下几种：
	1. 胸痛
	2. 神志改变
	3. 气促和低氧血症
	4. 发热
	5. 低血压和高血压
	6. 心动过速或心律失常（例如，室上性心动过速、房颤、心脏传导阻滞）
	7. 少尿、无尿、尿潴留
	8. 电解质紊乱（例如，低钠血症、高钾血症）
	9. 低血糖和高血糖
	功能
	● 根据患者和特定疾病的因素，辨别正常的生命体征和异常改变。
	● 识别患者疾病的严重程度及需要加强照护的指征。
	● 确定导致患者失代偿的潜在病因。
	● 按照适应证提供基础或高级生命支持。
	● 启动对失代偿患者的初始照护计划。
	● 让所需的团队成员做到立即反应、持续决策和必要的随访，以改善患者的预后。
	● 了解如何启动代码响应（code response），并作为成员参与其中。
	● 将情形传达给响应的团队成员。
	● 在病历中记录对患者的评估及必要的干预措施。
	● 及时向患者家属解释患者病情及加强照护的计划。
	● 发现患者病情恶化后，明确患者的照护目标（例如，不复苏、不插管、舒适照护）。

2. 最相关的胜任力领域	☑ 患者照护	☐ 职业素养
	☐ 基于实践的知识	☐ 基于系统的实践
	☐ 基于实践的学习和改进	☐ 跨专业合作
	☑ 人际关系和沟通技巧	☐ 个人和专业发展

3. 每个领域内对置信决策至关重要的胜任力（见附录 C）	PC 1　　　PC 5
	PC 2　　　PC 6
	PC 3　　　ICS 2
	PC 4　　　ICS 6

关键胜任力	置信前行为	置信行为
PC 1：能够执行临床实践领域中必需的所有内科、诊断及外科操作	学员缺乏基本的操作技能，包括气道管理、综合预防措施的应用及无菌术。无法列出适应证、禁忌证、解剖学标志、设备、操作技术或潜在的风险和并发症。不能可靠地执行基本操作，包括静脉穿刺、动脉穿刺及静脉输液留置。（EM，SURG，PEDS）	学员具备基本的操作技能，包括气道管理、综合预防措施的应用和无菌术。可以列出基本操作的适应证、禁忌证、解剖学标志、设备操作技术及潜在的风险和并发症。可靠地执行基本操作，包括静脉穿刺、动脉穿刺及静脉输液置管。（EM，SURG，PEDS）
PC 2：通过病史采集、体格检查和实验室、影像学与其他检查来收集必要和准确的患者及其病情信息	忽视患者主诉，按照模板采集信息，造成信息过少或过多，所有信息似乎同等重要。按照获取顺序复述临床信息。收集、筛选、排序和关联信息的能力有限。根据病理生理学基础知识进行分析性推理，但无法将病例发现与既往临床经验相结合。大多数体格检查操作不正确。可能遗漏关键的体格检查结果。不能依据患者的发育状况或行为需求来改变从头到脚的体格检查顺序。未利用或过分依赖二手信息。（PEDS，IM，PSYCH）	具备将当前患者的症状和体征与以往患者情况联系起来的临床经验。仍主要根据病理生理学基础知识进行分析性推理来采集信息，但能够将现有发现和已有的临床经验相联系，能够将信息进行筛选、排序并整合，形成相关的阳性、阴性结果，拓宽诊断考虑。基本体格检查操作正确，能够识别并正确解释异常发现。能够始终根据患者的发育状况选择恰当的体格检查方法，并顺利实施。必要时，可以搜集并获取二手信息。（PEDS，IM，PSYCH）
PC 3：能对职责进行组织并按优先级排序，为患者提供安全、高效的照护	一次只能照护一名患者，无法顾及多名患者；对意外出现的需求做出优先级别响应（对当时造成最严重的危机，赋予最高优先级别的责任）；即使是任务中的小干扰也会导致任务长时间或永久性的中断，很难或不可能回到最初的任务。（EM，PEDS）	能够同时有效地照护多位患者，能够及时、高效地切换任务；常规地优化患者照护责任，前瞻性地预测未来需求；只有在患者数量相当多或重要程度存在相互竞争时，额外照护责任才会导致效率和有效确定优先事项的能力下降；优先处理打断任务的工作，只有在工作负荷或认知负荷高时，才会导致长时间的中断。（EM，PEDS）
PC 4：解释实验室检查、影像学检查以及医疗实践中所需的其他检查	无法持续准确解释基本诊断性检查的结果。未能理解先验概率和试验性能特征。（IM，PSYCH）	能够持续准确解释基本诊断性检查的结果。仍需帮助才能理解先验概率和试验性能特征。（IM，PSYCH）
PC 5：基于患者信息及意愿、最新的科学证据和临床判断，对诊断和治疗措施做出明智决策	未经筛选、重组和整合，按照问诊顺序回顾并记录病史和体检发现的临床事实。通过对病理生理学基础知识的分析性推理无法进行模式识别，详尽罗列所有纳入考虑的诊断，而无法做出初步诊断，最终难以制订治疗计划。缺乏针对性的鉴别诊断和初步诊断，未将患者的意愿纳入诊断和管理计划。（PEDS，PSYCH）	能够使用语义限定词［例如，用于描述临床信息的成对反义词（如急性和慢性）］凝练和重构临床发现，从而比较和对比纳入考虑的各种诊断。在诊疗推理过程中形成模式识别，常能全面、综合、有序地评估针对性的鉴别诊断和管理计划。做出针对性的鉴别诊断和初步诊断的过程中，应将患者的意愿纳入诊断和管理计划。（PEDS，PSYCH）

关键胜任力	置信前行为	置信行为
PC 6：制订并执行患者管理计划	根据他人（如医疗团队成员或上级医师）的指示制订并执行患者管理计划。未能根据患者的差异或意愿来调整计划。医生和患者/家属关于管理计划的交流是单向的。需要时，有时会寻求他人的指导或咨询。（PEDS，IM，PSYCH，SURG）	根据理论知识和一些经验，制订并执行患者管理计划，特别是在管理常见问题时。将遵循医疗机构的实践指南和治疗方案作为一种良好习惯和实践方式，而不是将其视为外部的强制要求。开始便与患者进行较多的双向沟通，将患者的假设和价值观纳入到管理计划中，并共同制订决策。需要时能够寻求他人的指导和咨询。（PEDS，IM，PSYCH，SURG）
ICS 2：与本专业同事、其他专业和健康相关领域人员进行有效交流	交流时，通常需要借助模板或提示，死板地按照规则陈述事实。未能结合环境、听众和具体情形调整交流的形式和内容。只进行单向交流，不能鼓励团队其他成员表达想法或观点。不能因地制宜地选择沟通工具（例如，电子邮件、电话、传呼机、短信、电子健康档案、面谈）。推迟或回避困难或内容模棱两可的谈话。（IPEC，PEDS，IM）	主动倾听，并鼓励团队成员提出想法和观点。大多数情况下，能针对听众、目标和环境选择适当的交流策略和内容。充分了解交流目的，能有效地介绍事情并展开讨论。能在不熟悉的环境中"破冰"发言。通常能根据不同情况选择适合的沟通工具。能够与团队讨论并及时更新患者照护计划。遇到有些比较困难或令人不适的谈话时，能主动请他人（如上级医师）帮助，并给予团队成员反馈意见。（IPEC，PEDS，IM）
ICS 6：在困难谈话（例如，关于死亡、生命终末、不良事件、坏消息、揭露错误等敏感问题）中能体现出敏感、诚实和同理心	无法在语言和非语言交流过程中准确预测或解读他人的情绪。没有意识到自己的情绪和行为暗示，可能在交流中传递某些情绪（例如，焦虑、兴奋、愤怒），可能会引发他人无意识的情绪反应。不能有效地管理自己或他人的强烈情绪。（PEDS）	在典型的医疗沟通场景（包括那些激起强烈情绪的场景）中，以适当和专业的反应来预测、解读和回应情绪反应。运用这些能力与他人建立或维持治疗联盟。非典型或非预期状况可能激起学员的强烈情绪，从而导致无法调节自己的行为和管理情绪。（PEDS）

置信前学员

置信前学员的预期行为

置信前学员对自身局限性的认识不全面。这可能导致高估个人能力，忽视其他医疗团队成员对病情恶化患者的担忧，以及在患者需要紧急或急救照护时延迟回应及寻求帮助。置信前学员在患者关键信息的采集、筛选及排序方面存在困难。因此，学员很难用简洁而有效的方式交流临床情景。学员在医学知识上存在欠缺，无法始终如一地应用其所学知识。因此，他无法识别不同年龄或不同疾病状态下生命体征的变化。他可能无法始终如一地开具并解读检查结果，导致再评估和进一步检验或治疗措施的延迟。医学知识上的欠缺使他很难应对紧急情况并进一步处理。此外，学员不了解医疗保健系统，因此可能难以调动团队其他成员的技能和能力，或难以升级照顾措施和操作。置信前学员采用单向交流方式，不征求患者及其家属或医疗团队成员的意见。在紧急干预之后，置信前学员可能在事后汇报过程中表现出抵触和（或）争辩的态度

置信前学员的案例

Jorge 正在内科病房值夜班。护士站呼叫他说 Gold 先生感觉憋气。Jorge 看了看自己的交班记录说："他应该只是慢性阻塞性肺疾病急性加重，没什么大碍。"10 多分钟过后，Gold 先生的主管护士走进值班室，并告诉 Jorge 说："我很担心 Gold 先生，他看起来不太好。"Jorge 询问了患者的氧饱和度，得知是 87% 后，他说："对于他的病情来说，这已经可以了。"护士建议 Jorge 呼叫高年资住院医师讨论一下 Gold 先生的病情。Jorge 说："这个患者情况平稳，我刚看过他，我认为现在还不需要呼叫其他人。"

30 分钟后，Jorge 又接到呼叫说 Gold 先生神志改变。Jorge 来到床旁，发现 Gold 先生戴着无重复呼吸面罩，昏昏欲睡，但可以唤醒。Jorge 对护士说："你没告诉我他需要这么高浓度的氧。"在与 Jorge 交谈时，Gold 先生再次说了他对气促情况的担忧。同时他希望 Jorge 能告诉他妻子自己现在的状况。Jorge 没有和 Gold 先生讨论后续需要什么处理的事。接下来的几分钟，Jorge 对患者从头到脚做了体格检查。他发现 Gold 先生的右下肺呼吸音减弱，但没有听到哮鸣音或湿啰音。外周脉搏也有减弱。其余查体没有发现有意义的体征，也没有发现局部神经症状。Jorge 决定联系高年资住院医师讨论 Gold 先生的病情。

正当 Jorge 要去联系高年资住院医师时，他接到护士关于另一个患者的呼叫。该患者已有 3 天没有排便，请他开通便药。于是，Jorge 在呼叫高年资住院医师之前，先给这个患者开了通便药的医

嘱。然后，他呼叫了高年资住院医师，首先与他讨论了通便药医嘱的事，接着表达了对 Gold 先生主管护士的不满，因为他觉得自己完全能够独立处理。当被问及患者的生命体征、既往史、诊疗经过和初始处理时，Jorge 回答他还没有了解这些信息，也没有开始检查和处理，因为他想先讨论一下这个病例。Jorge 建议采用"鸟枪法"诊断性检查，以全面覆盖所有可能导致患者出现神志改变、心动过速和低氧的原因。

在和住院医师一起看过 Gold 先生之后，Jorge 意识到他没有注意到患者低血压和心动过速恶化的趋势。住院医师还告诉 Jorge 他忽略了患者正在发热，但只有一条外周静脉通路。这时，住院医师接管了该患者。为了不妨碍治疗，Jorge 退到一边。由于患者持续低血压可能需要血管活性药物和更进一步的气道管理，住院医师建议将患者转至 ICU，以进一步处理可能发生的脓毒症。

在患者转到 ICU 后，Jorge 接到指示与患者家属联系，以沟通患者转科的必要性和照护计划。患者家属没有接听电话，Jorge 就发送了一条信息："Gold 先生病情恶化，需要呼吸机治疗及中心静脉置管，他已经转入 ICU。详细信息请致电医院联系 Jorge。"

在后续回顾分析整件事的时候，Jorge 有些抵触情绪，并进行争辩。他指责护士告诉他患者吸氧情况的信息不准确，并拿一些鸡毛蒜皮的事情让他分心。

置信学员

置信学员的预期行为

置信学员对紧急或急救患者状况做出反应时，能清楚地意识到自身的局限性。当学员遇到新情况时，他会向自己的同事、医疗团队成员及上级医师寻求帮助。此外，学员能在制订决策时使用来源可靠的信息（例如，电子健康病历）。置信学员能够对生命体征、重点查体、既往史、目前的检查及操

作、服用的药物等信息进行采集、筛选和排序，从而在紧急情况下进行针对性的鉴别诊断、启动干预，并在紧急或急救情况下早期做出实验室检查决定。他能预测下一步的患者照护计划，有效地与医疗团队交流患者情况，基于对团队其他成员的角色和技能的了解与之互动，从而促进初步检测和干预的开展，稳定患者的病情。在紧急或急救状况时，学员能够与患者及其家属、医疗团队成员间进行双向交流，共同做出决策。事后，置信学员能够寻求医疗团队的指导和反馈，以改进未来的患者照护。

置信学员的案例

Jorge 正在内科病房值夜班。护士站呼叫他说 Gold 先生感觉憋气。Jorge 立即离开值班室，和护士一起去评估 Gold 先生的状况。在检查患者的生命体征时，他注意到患者的低氧、心动过速及低血压在过去几小时内呈加重趋势。他迅速翻阅了 Gold 先生的病历，发现患者有终末期肾病并一直在进行血液透析，有 2 型糖尿病、高血压、反复发生的肺炎和慢性阻塞性肺疾病病史。此外，电子病历显示该患者预嘱为不复苏 / 不插管（DNR/DNI）。Jorge 给患者进行了重点查体，发现右下肺呼吸音减低，但没有哮鸣音或湿啰音；有辅助呼吸肌参与呼吸；皮肤湿冷。Jorge 与 Gold 先生讨论了他的治疗目标，并询问患者是否希望自己联系家属以告知目前的情况。Jorge 与 Gold 先生和他的主管护士讨论了病情，并说明了自己的考虑和可能采取的措施。他说要首先考虑肺炎相关的脓毒症。但是他也提到，因为住院时间长，以及有气促、心动过速和低氧的情况，不能排除肺栓塞、心肌梗死、充血性心力衰竭或者电解质紊乱等导致病情恶化的可能。Jorge 要求护士将患者的氧饱和度维持在 88% ～ 92%。他解释了鼻导管、普通面罩和无重复呼吸面罩逐步递进的使用方法以及各自的局限性。Jorge 询问患者是否用过鼻导管和面罩，患者表示他更愿意使用鼻导管，但如果 Jorge 希望

他用面罩的话也可以。Jorge 告诉他会先用鼻导管，如果需要增加吸氧量才能维持血氧浓度时再换用面罩。

Jorge 让开放第二条静脉通路，以备补液、输注抗生素和其他药物。Jorge 下达了摄床旁胸部 X 线片和动脉血气分析的医嘱。他告诉护士自己要离开一会儿，联系高年资住院医师并汇报患者新出现的情况，他还说，他会联系患者的妻子并告知她患者现在的情况。当 Jorge 正要联系患者家属时，护士呼叫他说一名患者已经几天没有排便了。Jorge 感谢了护士的告知，表示等 Gold 先生病情稳定后，他会立即回来开通便药的医嘱。Jorge 在他的工作核查本做了记录，以便之后提醒。他给高年资住院医师发了一条短信，约他到患者床旁见面，并给 Gold 先生的妻子打了电话，但没人接听。于是他留了一条信息，请她回电话了解患者目前的情况。

给患者妻子打过电话后，Jorge 回到床旁再次进行评估，他发现患者必须使用无重复呼吸面罩才能维持足够的血氧饱和度。在意识到患者因为持续低血压和心动过速病情将进一步恶化，并需要中心静脉置管和其他侵入性操作时，Jorge 和主管护士确认他们需要更多的帮助和支持。于是，他们启动了应急小组，包括呼叫呼吸治疗师和高年资住院医师，并加强护理。当 Jorge 在床旁电脑查看患者的胸部 X 线片时，高年资住院医师赶到了。在床旁，Jorge 按照 SBAR 的格式进行了汇报：（病情，situation）"Gold 先生是一位 76 岁的老年男性，有终末期肾病、慢性阻塞性肺疾病、反复发生的肺炎、2 型糖尿病。昨天因可疑慢性阻塞性肺疾病急性加重收入院，现在有低血压、心动过速和氧饱和度下降。值得注意的是，Gold 先生签署了不复苏 / 不插管（DNR/DNI）的预嘱。"（背景，background）。Jorge 对患者的病史和查体结果做了言简意赅的汇报。他叙述了自己所做的初步检查和处理，包括增加氧流量、开放第二条静脉通路及胸部 X 线片的表现。接着，他说:（评估，assessment）"我认为患者新发生的肺炎加重

了慢性阻塞性肺疾病，并进展为脓毒症。（处理，response）因此，我们应该开始抗生素治疗。同时，考虑到患者目前的状况，我认为他应该转入 ICU 进一步治疗。还有什么问题吗？"

在转入 ICU 之前，Gold 先生的妻子打来了电话。Jorge 在确认她的身份后，向她说明了患者目前的状况。Gold 夫人重申患者选择了 DNR/DNI，他会接受检查和治疗直到需要机械通气或心搏骤停之前。除此之外，他不希望进行更积极的复苏。

当 Gold 先生病情稳定并转入 ICU 后，Jorge 请高年资住院医师对他的表现进行评价，并指出他需要改进的地方。

EPA 11：获取检查和（或）操作的知情同意

1. 行为描述	所有医生都必须得到患者的知情同意后才能实施医疗干预。从入职第 1 天开始，住院医师在开具或执行干预、检查或操作医嘱时，都需得到知情同意（例如，疫苗接种、中心静脉置管、对比剂及辐射暴露、输血等）。值得注意的是，因为入职第 1 天的住院医师不了解这些操作或检查的适应证、禁忌证、替代方案、风险及获益，也就无法期待他们能够获取知情同意。	
	功能	
	● 描述操作的适应证、风险及获益、替代方案、潜在并发症。 ● 与患者 / 家属交流，确保他们了解适应证、风险及获益、替代方案、潜在并发症。 ● 营造鼓励患者 / 家属提问的氛围。 ● 必要时应提供翻译服务。 ● 在病历中适当地体现讨论和知情同意。 ● 表现出自信与知识和技能间适当的平衡，能够让患者和家属感到安心。 ● 能意识到自身的局限性，并在需要时寻求帮助。	
2. 最相关的胜任力领域	☑ 患者照护 ☐ 基于实践的知识 ☐ 基于实践的学习和改进 ☑ 人际关系和沟通技巧	☑ 职业素养 ☑ 基于系统的实践 ☐ 跨专业合作 ☑ 个人和专业发展
3. 每个领域内对置信决策至关重要的胜任力 （见附录 C）	PC 3　　　　SBP 3 PC 6　　　　PPD 7 PC 7 ICS 1 ICS 5 ICS 7	

关键胜任力	置信前行为	置信行为
PC 3：能对职责进行组织并按优先级别排序，为患者提供安全、高效的照护	一次只能照护一名患者，无法顾及多名患者；对意外出现的需求做出反应，将责任的优先级别进行排序（对当时造成最严重的危机，赋予最高优先级别的责任）；即使是任务中的小干扰也会导致任务长时间或永久性的中断，很难或不可能回到最初的任务。（EM，PEDS）	能够同时有效地照护多位患者，能够及时、高效地切换任务；常规地优化患者照护责任，前瞻性地预测未来需求；只有在患者数量相当多或重要程度存在相互竞争时，额外照护责任才会导致效率和有效确定优先事项的能力下降；工作中断后能优先处理，只有在工作负荷或认知负荷高的时候，才会导致长时间的中断。（EM，PEDS）
PC 6：制订并执行患者管理计划	根据他人（如医疗团队成员或上级医师）的指示制订并执行患者管理计划。未能根据患者的差异或意愿来调整计划。医生和患者/家属关于管理计划的交流是单向的。需要时，有时会寻求他人的指导或咨询。（PEDS，IM，PSYCH，SURG）	根据理论知识和一些经验，制订并执行患者管理计划，特别是在管理常见问题时。将遵循医疗机构的实践指南和治疗方案作为一种良好习惯和实践方式，而不是将其视为外部的强制要求。开始便与患者进行较多的双向沟通，将患者的假设和价值观纳入管理计划中，并共同制订决策。需要时能够寻求他人的指导和咨询。（PEDS，IM，PSYCH，SURG）
PC 7：向患者及其家属提供咨询和教育，使其能够参与患者照护和共同决策	与患者及家属的谈话中经常出现医学术语，并带有个人偏见。未考患者的具体情况。很少提供讨论和询问的机会。在患者未参与的情况下为其制订计划。（PEDS）	积极倾听患者/家属的想法，表达关怀、关心和同理心。保持礼貌的语气，很少使用医学术语。评估患者/家属是否理解。意识到患者的情况各不相同，并从开始就邀请患者/家属参与共同决策。（PEDS）
ICS 1：与不同社会经济和文化背景的患者、家庭和公众进行有效、恰当的沟通	通常按照模板与患者和家庭单向沟通，无法根据患者独特的人口学特征、认知水平、身体情况、文化背景、社会经济状况或具体情境需求来改变沟通方法。经常使用医学术语。不与患者及家庭讨论诊疗计划（即不进行共同决策）。若患者提出时会尊重其意愿，但不会主动征询患者的意见。推迟或回避困难或内容模棱两可的谈话任务。（SURG，IM，PEDS，PSYCH）	通常与患者和家庭进行双向沟通。基于模板沟通时，能根据患者独特的人口学特征、认知水平、身体情况、文化背景、社会经济状况或具体情境需求来调整沟通方法。避免使用医学术语。能运用多种技巧，包括非专业语言、澄清、控制适当节奏、减少每次沟通的信息量等，以确保与患者及家庭进行双向沟通和共同决策。开发困难沟通的脚本进行演练，以提高应对能力。（SURG，IM，PEDS，PSYCH）

关键胜任力	置信前行为	置信行为
ICS 5：坚持全面、及时、清晰地记录病历	记录中存在遗漏和冗余信息。在前一种情况下，记录经常不完整；关键部分（例如既往史）和关键信息（例如既往史中的具体诊断）有遗漏，可能未记录实际所说和所做的情况，可能无法表述临床推理过程。存在冗余信息情况下，记录包含了太多不必要的信息或细节。病历记录不能及时完成，影响其他医疗工作者依据病历进行治疗。病历书写得难以辨认。病历可能不符合规章制度要求，例如使用缩写，或遗漏日期、时间和签名。（PEDS，PSYCH，IM）	记录全面，利用医患沟通和所提供服务的关键内容，准确捕捉患者信息，记录不冗长和赘述。能根据具体情况记录病历。所有重要数据都得以证实，信息均有源可溯。报告在病历中发现的错误，采取适当措施予以纠正。临床推理过程有据可查。在适当情况下，维护并更新关键的患者个性化的数据库。适时地完成病历记录，便于他人查阅，从而协助学员用于照护患者。病历书写清晰易辨。病历符合规章要求，例如避免不规范的缩写，所有的记录均有时间、日期和签名。（PEDS，PSYCH，IM）
ICS 7：表现出对情绪的洞察力和理解力，并做出恰当的反应，以发展和处理人际交往	无法在语言和非语言交流过程中准确预测或解读他人的情绪。没有意识到自己的情绪和行为暗示，可在交流中可能传递某些情绪（例如，焦虑、兴奋、愤怒），可能会引发他人无意识的情绪反应。不能有效地管理自己或他人的强烈情绪。（PEDS）	在典型的医疗沟通场景（包括那些激起强烈情绪的场景）中，以适当和专业的行为来预测、解读和回应情绪反应。运用这些能力与他人建立或维持治疗联盟。非典型或非预期状况可能激起学员的强烈情绪，从而导致无法调节自己的行为和管理情绪。（PEDS）
SBP 3：在基于患者和（或）群体的照护中考虑成本意识和风险－效益分析	不了解患者评估和管理中的成本问题，包括系统外部因素（例如，社会经济、文化、受教育程度、保险状况）和系统内部因素（例如，提供者、供应商、融资人、购买者）。表现出对控制成本措施的失望，将其视为外部强制执行和干预的行为。（PEDS，IM，PSYCH）	表现出对与成本有关的外部和内部因素的理解。严格评价从评估到检查或治疗环节中获取的信息，从而对患者个体的成本和风险－效益进行排序和优化。使用工具和信息技术来支持制订决策，并采取降低个人成本和风险的策略。（PEDS，IM，PSYCH）
PPD 7：表现自信，能让患者、家属和医疗团队成员安心	能自信地交流，但不确定何时、用何种方式对患者或家属解释自己的局限性。行为中能够展现出作为一名医生的从容和自信，但如果没有获得高年资同事或上级医师的保证，家属无法安心。（PEDS）	具备对何时表现出基于知识、技能的自信，何时表达对病情和诊断的不确定的洞察力。知识／技能与确定度相匹配，大多数情况下能让家属感到安心。（PEDS）

置信前学员

置信前学员的预期行为

　　置信前学员将获得知情同意当作一项任务，需在他人的指令下完成。该水平学员至少对于知情同意的一些关键要素（例如，适应证、并发症、风险、获益及替代方案）缺乏了解，或者知道应该强调的要素，但不知道特定操作的具体内容。因此，与患者 / 家属谈话过程中，经常出现严重的遗漏错误。学员还经常使用医学术语，更加限制了患者 /家属理解并作出知情同意的能力。

　　学员与患者及其家属的交流是单向的，描述他所知道的相关流程，然后提供表格让患者签字，而不会首先邀请患者及家属提问或讨论。如果患者提出自己的想法，该水平学员会予以尊重，但是他们不会主动询问患者对相关操作的意见。置信前学员不能一如既往地在需要时提供翻译服务，尤其是家属没有提出明确要求的时候。该水平学员也常常忽视患者的情绪线索，例如生气、害怕或失望，从而未予处理。学员无法识别情绪诱因，不能回答患者问题的知识（例如风险及获益），可能会导致患者对学员不信任，进而要求在签署知情同意前与其上级医师交流。或者患者可能会在没有被充分告知的情况下签署知情同意。

　　最后，知情同意书中经常出现遗漏、失误和（或）不符合规定之处（例如，缺少时间、日期、患者和医师的签名，有的部分遗漏）。

置信前学员的案例

　　John 在一家全科医学诊所工作，诊所刚刚收到本季节的流感疫苗。他接到要求，需确保所有符合条件的患者都能接种疫苗。他进入房间，65 岁的 Lopez 女士正准备接受年度体检。自从最近搬来以后，这是她第二次来到这家诊所。她患有以下慢性病：高血压、中度肥胖以及 2 型糖尿病。John 注意到她说话虽然有口音，但是英语"很好"，于是他继续询问病史和进行体格检查。

　　常规定期问诊及查体后，John 告诉她，她需要接种流感疫苗，需得到她签署的知情同意书。John递给 Lopez 女士一张关于流感疫苗的宣传单以及知情同意书，让她自己阅读一遍。Lopez 女士说："医生，我不需要阅读这些材料。如果你认为我需要的话，我签署就好了。"她签署了知情同意书，并交给了 John。他告诉 Lopez 女士马上就会有人来给她接种疫苗。

　　John 在过道中遇见了他的上级医师。"Jim，这是 Lopez 女士的知情同意书，她准备好接种流感疫苗了。"上级医师看过表格后告诉 John："她没有填写禁忌证部分，你询问过她既往是否有过吉兰-巴雷综合征病史、是否对流感疫苗有反应或者对鸡蛋过敏了吗？"John 承认他没有询问，并表示他不知道什么是吉兰-巴雷综合征，也不知道吉兰-巴雷综合征为什么在这份表单上。Jim 简要地介绍了吉兰-巴雷综合征，以及该疾病与猪流感疫苗间的关系。他还指出，John 没有在知情同意书的医务人员栏上签字，以表明他与 Lopez 女士进行了讨论。

　　他们一起进入了诊室，John 的上级医师询问 Lopez 女士以前接种流感疫苗时是否出现过问题。Lopez 女士答道，她过去几年都没有接种过流感疫苗，但她也不清楚为什么。她认为可能与她的糖尿病有关。上级医师要求 John 在征得 Lopez 女士的同意之后，打电话到她之前的初级保健医生的办公室询问。

　　电话接通后，John 得知 Lopez 女士过去 8 年没有接种流感疫苗的原因，是因为 9 年前注射完疫苗3 天后，她出现了可疑的荨麻疹。John 回到房间，告诉 Lopez 女士他了解到的情况。Lopez 女士随后回忆起这段病史，并解释她并不完全确认这两者是否有关。因为 John 不了解最新的指南中有相关建议，仅有荨麻疹史者并不妨碍接种流感疫苗，所以他建议 Lopez 女士今年不打流感疫苗，但他表示会咨询另一位同事。

John 走出诊室，找到他的上级医师，上级医师向他展示了最新的美国疾病控制与预防中心（CDC）指南。接着他俩返回房间，向 Lopez 女士解释了接种疫苗的风险、获益、替代方案及并发症，以及他们建议接种的原因。

置信学员

置信学员的预期行为

置信学员了解知情同意过程在医患关系及共同决策中的重要性。学员了解知情同意的重要内容（适应证、禁忌证、风险及获益、替代方案），并且在开始前就准备好关于特定操作的具体内容。因此，在与患者/家属的谈话中极少出现疏漏失误。置信学员会努力避免使用医学术语，最大程度地提高患者及家属的理解能力，并做出知情同意决定。

学员与患者及家属的交流往往是双向的，能分享他关于操作的专业知识，引导患者/家属理解知情同意的要素，邀请患者及家属提问和（或）共同讨论。该水平学员会根据需要提供翻译服务，即使患者或家属没有提出特殊要求。在谈话过程中，学员会征求并理解患者及家属关于操作的意见。经过了解和讨论后，学员让患者和（或）家属参与共同决策。此外，该水平学员可以识别患者的情绪线索，例如生气、恐惧或失望，能独自处理或求助上级医师一起解决。该水平学员具备的知识和对患者的关心，展现出必要的自信，能够使患者放心。

最后，知情同意书中极少出现疏漏并且符合机构的规章要求（例如，时间、日期、患者和医生的签名完整，所有部分都已完成）。

置信学员的案例

John 在一家全科医学诊所工作，诊所刚刚收到本季节的流感疫苗。他接到要求，需确保所有符合条件的患者都能接种疫苗。他进入诊室，65 岁的 Lopez 女士正准备接受年度体检。自从最近搬来以后，这是她第二次来到这家诊所。她患有以下慢性病：高血压、中度肥胖以及 2 型糖尿病。John 注意到 Lopez 女士说话带有口音，于是询问她是否需要翻译。她说："谢谢您的提议，但我不需要翻译。"

常规定期问诊及查体后，John 告诉 Lopez 女士，现在是一年中接种流感疫苗的时候，他想与她谈谈她是否需要这次接种。他递给 Lopez 女士关于流感疫苗的宣传单及知情同意书，让她先阅读一遍。Lopez 女士说："医生，我不需要看这些，如果您觉得我需要，我就签名。"John 表示他还是更希望 Lopez 女士阅读这些材料，尤其是"禁忌证"部分。当 Lopez 女士看了之后说："仔细想想，在过去几年中，他们确实没有让我接种过流感疫苗，但我不确定为什么，我觉得我可能对流感疫苗有一些反应。"John 接着和她逐项确认了禁忌证，包括吉兰-巴雷综合征、鸡蛋过敏及既往对流感疫苗的严重反应。当 Lopez 女士说明她没有吉兰-巴雷综合征，也没有对鸡蛋过敏时，她确定曾经对流感疫苗有过反应，但她记不清了。

John 征询 Lopez 女士的意见，是否同意他给她之前的初级保健医生的办公室打个电话，了解相关情况，Lopez 女士表示同意。John 获知 Lopez 女士之所以在过去 8 年没有接种流感疫苗，是因为她在 9 年前接种疫苗 3 天后出现了可疑的荨麻疹。John 上网查阅了最近的 CDC 指南并注意到，不伴有其他系统症状的荨麻疹不再是接种疫苗的禁忌证；指南还包括接种疫苗后观察 30 分钟的建议。John 回到房间，向 Lopez 女士解释了他了解到的情况。Lopez 女士再次回忆这件事，说她从来都不确定两者之间是否有关系。John 向 Lopez 女士再次详细解释了风险和获益，并请 Lopez 女士复述以确保她真正理解。Lopez 女士签署了知情同意书并标注了日期，接着 John 也在知情同意书上签了名，并标注了 Lopez 女士之前出现过荨麻疹的情况，以及他们之间关于最新指南的讨论。

EPA 12：执行基本操作

1. 行为描述	为了提供基本的患者照护，所有医师在完成医学院学业后，都需展现出胜任一些核心操作的能力。这些操作包括：
	• 基础心肺复苏
	• 面罩通气
	• 静脉穿刺
	• 静脉置管
	功能
	• 展现该操作所需的技术性（精神运动）技能。
	• 能理解并解释操作的解剖学、生理学、适应证、风险、禁忌证、获益、替代方案以及潜在并发症。
	• 与患者／家属沟通，确保操作前后给予解释及指导。
	• 处理操作后的并发症。
	• 展现自信并能让患者及家属放心。
2. 最相关的胜任力领域	☑ 患者照护 ☑ 职业素养 ☐ 基于实践的知识 ☑ 基于系统的实践 ☐ 基于实践的学习和改进 ☐ 跨专业合作 ☑ 人际关系和沟通技巧 ☑ 个人和专业发展
3. 每个领域内对置信决策至关重要的胜任力（见附录 C）	PC 1 P 6 PC 7 SBP 3 ICS 5 PPD 7 ICS 6

关键胜任力	置信前行为	置信行为
PC 1：能够执行临床实践领域所必需的所有内科、诊断及外科操作	学员缺乏基本的操作技能，包括气道管理、综合预防措施的应用及无菌术。无法列出适应证、禁忌证、解剖学标志、设备、操作技术或潜在的风险和并发症。不能可靠地执行基本操作，包括静脉穿刺、动脉穿刺及静脉输液置管。（EM，SURG，PEDS）	学员具备基本的操作技能，包括气道管理、综合预防措施的应用和无菌术。可以列出基本操作的适应证、禁忌证、解剖学标志、设备操作技术及潜在的风险和并发症。可靠地执行基本操作，包括静脉穿刺、动脉穿刺及静脉输液置管。（EM，SURG，PEDS）
PC 7：向患者及其家属提供咨询和教育，使其能够参与患者照护和共同决策	与患者及家属的谈话中经常出现医学术语，并带有个人偏见。未考虑患者的具体情况。很少提供讨论和询问的机会。在患者未参与的情况下为其制订计划。（PEDS）	积极倾听患者／家属的想法，表达关怀、关心和同理心。保持礼貌的语气，很少使用医学术语。评估患者／家属是否理解。意识到患者的情况各不相同，并从开始就邀请患者／家属参与共同决策。（PEDS）
ICS 5：坚持全面、及时、清晰地记录病历	记录中存在遗漏和冗余信息。在前一种情况下，记录经常不完整；关键部分（例如既往史）和关键信息（例如既往史中的具体诊断）有遗漏，可能未记录实际所说和所做的情况，可能无法表述临床推理过程。存在冗余信息情况下，记录包含了太多不必要的信息或细节。病历记录不能及时完成，影响其他医疗工作者依据病历进行治疗。病历书写得难以辨认。病历可能不符合规章制度要求，例如使用缩写，或遗漏日期、时间和签名。（PEDS，PSYCH，IM）	记录全面，利用医患沟通和所提供服务的关键内容，准确捕捉患者信息，记录不冗长和赘述。能根据具体情况记录病历。所有重要数据都得以证实，信息均有源可溯。报告在病历中发现的错误，采取适当措施予以纠正。临床推理过程有据可查。在适当情况下，维护并更新关键的患者个性化的数据库。适时地完成病历记录，便于他人查阅，从而协助学员用于照护患者。病历书写清晰易辨。病历符合规章要求，例如避免不规范的缩写，所有的记录均有时间、日期和签名。（PEDS，PSYCH，IM）
ICS 6：在困难谈话（例如，关于死亡、生命终末期、不良事件、坏消息、披露错误等敏感问题）中能体现出敏感、诚实和同理心	无法在语言和非语言交流过程中准确预测或解读他人的情绪。没有意识到自己的情绪和行为暗示，在交流中可能传递某些情绪（例如，焦虑、兴奋、愤怒），可能会引发他人无意识的情绪反应。不能有效地管理自己或他人的强烈情绪。（PEDS）	在典型的医疗沟通场景（包括那些激起强烈情绪的场景）中，以适当和专业的反应来预测、解读和回应情绪反应。运用这些能力与他人建立或维持治疗联盟。非典型或非预期状况可能激起学习者的强烈情绪，从而导致无法调节自己的行为和管理情绪。（PEDS）
P 6：在提供或拒绝照护、保密、知情同意和商业行为方面，表现出遵守相关的伦理原则的承诺，包括遵守相关法律、政策和法规	基本了解伦理原则、正式政策和程序，不会故意忽视，但在不同的伦理两难情形下，难以始终如一地应用。（IM）	坚持伦理原则，并在伦理两难情形下，能够始终如一地应用。遵循正式政策和程序。承认并限制利益冲突。（IM）

关键胜任力	置信前行为	置信行为
SBP 3：在基于患者和（或）群体的照护中考虑成本意识和风险-效益分析	不了解患者评估和管理中的成本问题，包括系统外部因素（例如，社会经济、文化、受教育程度、保险状况）和系统内部因素（例如，提供者、供应商、融资人、购买者）。表现出对控制成本措施的失望，将其视为外部强制执行和干预的行为。（PEDS，IM，PSYCH）	表现出对与成本有关的外部和内部因素的理解。严格评价从评估到检查或治疗环节中获取的信息，从而对患者个体的成本和风险-效益进行排序和优化。使用工具和信息技术来支持制订决策，并采取降低个人成本和风险的策略。（PEDS，IM，PSYCH）
PPD 7：表现自信，能让患者、家属和医疗团队成员安心	能自信地交流，但不确定何时、用何种方式对患者/家属解释自己的局限性。行为中能够展现出作为一名医师的从容和自信，但如果没有获得高年资同事或上级医师的保证，家属无法安心。（PEDS）	具备对何时表现出基于知识、技能的自信，何时表达对病情和诊断的不确定性的洞察力。知识/技能与确定度相匹配，大多数情况下能让家属感到安心。（PEDS）

置信前学员

置信前学员的预期行为

该水平学员将操作当成机械任务去实施，往往在别人的授意下完成，自己并不了解其背景（例如患者特异性因素、适应证、禁忌证、风险、获益、替代方案等）。由于使用医学术语，不利于患者理解操作的原因；这可能会妨碍共同决策。

此外，置信前学员不能意识到操作的潜在并发症，或将其最小化甚至忽视。置信前学员通常对于自己的知识缺乏自信，因此被患者询问时会表现不安。这反过来可能导致患者询问其操作经验，甚至要求更换一名有经验的医生。相反，置信前学员可能高估自己的技能。如果学员不具备适当的技能而去尝试操作，不仅可能会导致对患者身体的潜在伤害，而且会因信任受损而伤害患者的感情。

学员的操作技能不稳定，无法可靠地完成操作。可能包括没有一直使用综合预防措施和无菌术。该水平学员可能需要高度关注操作的过程，以至不能关注到患者的情绪反应（如疼痛、恐惧、沮丧、愤怒等）。最后，学员的操作记录可能不完整或者缺失。

置信前学员的案例

Shu 正在普外科工作。早查房时，Shu 被要求给 Amir 女士重置脱落的静脉输液管，她是右侧乳腺癌改良根治术后第 2 天的患者。Shu 告诉 Amir 女士："我来重置您的静脉输液管。"Amir 女士说她不想放了，因为她就要出院了。Amir 女士询问重置输液管的原因，Shu 说自己不清楚，但会去核实一下。Shu 离开病房，回来后告诉 Amir 女士，她必须重置输液管是为了输注止痛药。Shu 花费了一段时间找齐物品，期间几次折回治疗车寻找遗漏的物品。Amir 女士看着越来越担心。

Shu 一边在 Amir 女士的右上臂绑止血带，一边告诉她准备找"肘前静脉"。Amir 女士说："我不知道什么是肘前静脉，但我不能在右臂静脉输液。"Amir 女士指着病床上方写着"禁止右臂操作"的提示牌。Shu 换到左臂，绑上止血带，抓起酒精棉签准备开始。Amir 女士问她是否要洗手。Shu 去洗手了，但忘记松开止血带。Amir 女士提示说她的手臂真的开始疼了。Shu 回来松开止血带，并向 Amir 女士道歉。

Amir 女士问 Shu："你之前做过多少次静脉输液？"Shu 承认只有"两三次"。Amir 女士要求让一名更有经验的医生来操作。

第二天的查房中，Shu 说静脉输液管已经重置了。主治医生问是否有输液部位静脉炎的迹象，Shu 说："我不确定，因为还没有检查。"

置信学员

置信学员的预期行为

该水平学员了解操作所需的技能和背景（如患者特异性因素、适应证、禁忌证、风险、获益、替代方案等）。置信学员在与患者沟通操作的禁忌证、风险、获益和并发症等时，避免使用医学术语。这让患者能够清楚地理解操作的原因，并参与共同决策。

此外，置信学员知道并能识别出操作的并发症，以及如何减轻并发症。该水平学员具有与其知识和技能相匹配的信心，从而使患者在操作过程中感到安心。

在大多数情况下，学员的操作技能稳定且可靠，知道在操作或情形超出其能力（例如，给新生儿 ICU 患者静脉输液置管）时寻求帮助。学员能够一直使用综合预防措施和无菌术。学员的技能水平使其能够同时关注操作过程和患者的情绪反应（如疼痛、恐惧、沮丧、愤怒）。最后，学员的操作记录通常完整、及时。

置信学员的案例

Shu 正在普外科工作。Amir 女士是右侧乳腺癌改良根治术后第 2 天的患者。早查房时，护士提醒团队成员 Amir 女士的静脉输液管昨晚突然脱落了。Shu 意识到 Amir 女士仍然需要静脉输注止痛药，主动为 Amir 女士重置静脉输液管。

Shu 在进病房前先用酒精凝胶消毒双手，然后向 Amir 女士介绍自己："我来跟您讨论重置静脉输液管的事情。"Shu 交代了重置新的静脉输液管的风险和获益，并且指出如果 Amir 女士觉得可以用口服止痛药解决疼痛，就不需要静脉输液了。Amir 女士表示她理解了，但要求重置一个静脉输液管以控制她的疼痛。

Shu 向 Amir 女士解释说，她将准备操作物品，然后尝试在 Amir 女士的左臂放置静脉输液管，因为她知道在手术同侧放置静脉输液管会增加手臂肿胀的风险。Shu 洗手后带着所有必需物品回到病房。由于 Shu 使用轮椅，她将病床降低到合适的高度，以保证自己能同时够到患者的手臂和所有物品。Shu 将止血带绑在 Amir 女士左臂，解释说她会尝试将静脉输液管置入肘部的一条大静脉中。Shu 采用无菌术消毒操作区，成功置入输液管，贴上无菌敷料，记录管路输注、回吸通畅，且没有肿胀迹象。Shu 离开病房时，再次使用酒精凝胶消毒双手，她向 Amir 女士的主管护士交代了置管的细节，确保准确记录。

第二天查房时，Shu 说静脉输液管已重置，更换的部位清洁、干燥、完整，没有静脉炎的迹象。

EPA 13：发现系统缺陷，致力于安全文化和改进

1. 行为描述	自从美国医学研究所（Institute of Medicine，IOM）发布"人皆犯错"（To Err is Human）[25] 和"跨越质量鸿沟"（Crossing the Quality Chasm）[26] 报告以来，公众开始关注到改进质量和安全的必要性。预防不必要的发病率和死亡率，需要医疗卫生专业人员既了解、又致力于改进卫生系统。这个承诺必须在医疗卫生专业教育和培训伊始就给予。因此，该项 EPA 对于医生的职业素养的形成是至关重要的，并为终生致力于对系统的思考和改进打下基础。 功能 ● 理解系统及其不足之处。 ● 识别照护过程中已存在和潜在（"险些忽略"）的错误。 ● 面对已存在和潜在的错误"直言不讳"。 ● 应用系统机制报告错误（如重大事件上报系统和指挥系统政策）。 ● 认识到使用"变通方法"是改进系统的一个机会。 ● 在轮转或学习中参与系统改进活动（如使用"计划-执行-学习-行动"环处理快速周期变化、根本原因分析、发病率和死亡率研讨会、失效模式和影响分析、改进项目）。 ● 形成日常的安全习惯（如综合预防措施、洗手、核查）。 ● 承认自己的错误，反思自己的贡献，并制订改进计划。
2. 最相关的胜任力领域	☐ 患者照护　　　　　　　　　☑ 职业素养 ☑ 基于实践的知识　　　　　　☑ 基于系统的实践 ☑ 基于实践的学习和改进　　　☐ 跨专业合作 ☑ 人际关系和沟通技巧　　　　☐ 个人和专业发展
3. 每个领域内对置信决策至关重要的胜任力 （见附录 C）	KP 1　　　　　　P 4 PBLI 4　　　　　SBP 4 PBLI 10　　　　 SBP 5 ICS 2

关键胜任力	置信前行为	置信行为
KP 1：展现对临床情况进行调查和分析的方法	信息回顾分散且缺乏联系。在充分理解学习任务或所需信息类型之前，通常倾向于在没有获得信息或证据支持下，凭"直觉"快速得出结论；不遵循系统性方法对信息进行综合、比较和评价，导致推理过程缓慢，呈线性思维；可能具备操作、规则和公式的相关知识，但缺乏对健康和疾病的整合性思维模式，不清楚应该在何种情况下运用这些知识以及为什么它们之间是相关的。难以识别重复出现的信息模式。（这是为本书制作的一个新里程碑）	逐步形成潜在的知识库，能够更快速地进行关联、模式识别和临床推理。能够聚焦认知过程，识别相关信息，确定未知情况，通过及时学习建立关联以解决或回答临床问题。通过比较、综合和评价，将问题的多种表现综合在一起。（这是为本书制作的一个新里程碑）
PBLI 4：运用质量改进方法对实践进行系统分析，以实践改进为目标实施变革	由于缺乏对实践的反思，无法从临床情境中获取洞察力。不理解质量改进方法或变革管理的原则。未体现从实践结果中学习的兴趣或能力。很抵触面对实践中有关表现改进机会的数据。（PEDS，IM，SURG）	能够对患者个体和群体进行反思，洞悉改进机会。掌握足够的改进方法，积极参与质量改进工作。仍然依赖外部提示以获知和确定群体改进机会的优先次序。（PEDS，IM，SURG）
PBLI 10：不断地识别、分析和运用已被证明可以改善预后的新知识、指南、标准、技术、产品或服务	依靠外部指导来识别、分析和运用已被证明可以改善预后的新知识、指南、标准、技术、产品或服务。很少"放慢速度"去重新考虑解决问题的新方法或寻找新信息。需协助才能把新医疗信息转化到患者照护中。不熟悉新知识、指南、标准、技术、产品或服务来源的优缺点。不经批判性评价地接受临床研究的结果。（IM，PEDS，PSYCH）	开始在他人帮助下主动识别、分析和运用已被证明可改善预后的新知识、指南、标准、技术、产品或服务。常常"放慢速度"去重新考虑解决问题的新方法或寻找新信息。能把新医疗信息转化到患者照护中。熟悉新知识、指南、标准、技术、产品或服务来源的优缺点。能够通过分析主要结果来批判性地评价一个主题；然而，在理解证据的微妙之处时可能仍然需要指导。（IM，PEDS，PSYCH）
ICS 2：与本专业同事、其他专业和健康相关领域人员进行有效交流	交流时，通常需要借助模板或提示，死板地按照规则陈述事实。未能结合环境、听众和具体情形调整交流的形式和内容。只进行单向交流，不能鼓励团队其他成员表达想法或观点。不能因地制宜地选择沟通工具（例如，电子邮件、电话、传呼机、短信、电子健康档案、面谈）。推迟或回避困难或内容模棱两可的谈话。（IPEC，PEDS，IM）	主动倾听，并鼓励团队成员提出想法和观点。大多数情况下，能针对听众、目标和环境选择适当的交流策略和内容。充分了解交流目的，能有效地介绍事情并展开讨论。能在不熟悉的环境中"破冰"发言。通常能根据不同情况选择适合的沟通工具。能够与团队讨论并及时更新患者照护计划。遇到有些比较困难或令人不适的谈话时，能主动请他人（如上级医师）帮助，并给予团队成员反馈意见。（IPEC，PEDS，IM）

关键胜任力	置信前行为	置信行为
P 4：表现出对患者、社会和职业的责任	对学医似有兴趣，但作为专业人士不够投入，因而更像一名旁观者或被动参与的角色。这类住院医师经常忽视自身的疲劳症状，否认睡眠不足可能导致的后果。（SURG，PEDS，EM）	充分参与到患者照护的工作中，表现出对职业角色的理解和欣赏，认为"医生"这个职业具有吸引力。具有责任感。很少出现不符合职业素养的行为。展现出基本的职业责任感，例如准时到岗和适当的着装／修饰。这类住院医师能意识到自身的疲劳症状，了解睡眠不足导致的后果；他能监控自己的疲劳和压力，相应地调整行为，在过度疲劳和压力过大时会寻求帮助。（SURG，PEDS，EM）
SBP 4：提倡优质的患者照护和最佳的患者照护系统	关注患者个体的医疗需求。希望照护好患者，并为患者个体的医疗保健需求采取行动，但尚未关注到群体或医疗系统。（PEDS）	关注患者个体的需求，并且在规定的医疗职责范围内解决患者个体或群体遇到的问题。可能寻找同事帮忙解决这一问题。（PEDS）
SBP 5：参与识别系统差错，并实施可能的解决方案	无法识别潜在的系统差错。当遇到医疗差错时，采取抵触或者指责他人的态度。个体或系统纠错时缺乏个人责任感。讨论差错和确定差错类型时缺乏开放的态度。仅从个案的角度预防出错。经常使用变通方法作为解决问题的策略。（PEDS，IM，SURG）	能够态度开放地讨论差错。主动识别并报告医疗差错事件，并尝试确定差错类型。通常会辨明纠正或解决个体或系统差错方案的个人责任要素。将差错的检查和分析视为预防过程的重要组成部分。（PEDS，IM，SURG）

置信前学员

置信前学员的预期行为

该水平学员要么不理解系统，要么仅仅是肤浅地了解而不能认识到已存在或潜在的差错。由于还没有养成习惯，诸如综合预防措施和洗手法等常见的安全行为还需要外部提示。由于学员还没有理解安全行为的系统性内涵，他们很容易感到懊恼，并且认为这些行为过于繁琐（例如，因回答患者问题而进入病房几秒钟，也被要求先洗手）。

此外，置信前学员往往是团队中被动的观察者，依靠外部资源识别安全风险，即使有时候风险是因他自己造成的。当需面对已存在或潜在错误中的责任时，他会变得抵触，并且倾向于指责他人或者系统未给予支持。除非有上级医师的提醒或要求，置信前学员不会提交关于事件的报告。虽然致力于照护患者个体，但他并不知道如何将照护中遇到的问题推广到患者群体中。他也需要在外界督促下参与确定系统解决方案或执行改进计划。该水平学员在系统改进活动中扮演一个被动的角色，通常只是简单地做他被要求做的事情。

置信前学员往往比较僵化且固守规则，尤其是在人际沟通方面。因此，即使必须询问一项迫在眉睫的不安全行为，他也很难去质疑自己的上级医师。当差错确实发生时，他会避免谈论差错，并且倾向于用变通方法来减轻自己未来工作中的负担，而不是为其他人改进系统。最后，学员可能无法意识到自己的疲劳症状，或者害怕向上级医师坦言这些症状的后果，从而增加发生伤害事件的风险。

置信前学员的案例

Sudeep 刚刚加入内科住院团队。早查房时，上级医师要求他给昨晚疑似癫痫发作的患者安排脑电图（EEG）检查。团队成员决定等检查完成后再考虑增加抗癫痫药物。Sudeep 进入电子医嘱系统，并输入"EEG"。结果显示了以下信息："除了在线申请外，这项检查需要额外的书面申请。"Sudeep 显然很不高兴，因为他不得不找申请表，于是他走到中心护士站。途中，一位患者在病房里喊他，他没有洗手就进入病房回答了患者的问题。当他出来的时候，护士提醒他，进出病房时都必须要洗手。Sudeep 回复说："我几乎没有进去，只是为了回答个问题而已。"

在中心护士站，Sudeep 走向一名护士，问她哪里可以找到 EEG 的申请表。她回答："不好意思，我也不知道申请表放在哪里。"Sudeep 打开抽屉和文件柜开始寻找，越来越沮丧。另一位学员经过，Sudeep 询问他是否知道 EEG 的申请表放在哪里，他回答："我也不知道，之前没有申请过。"Sudeep 被呼叫，不得不离开。

2 小时以后，楼层的病区协调员回来休息。Sudeep 又开始搜寻申请单，并且询问协调员是否知道 EEG 申请表在哪里。协调员回答说："我知道。我把它们放在一个专门的抽屉里，因为医生很频繁地拿走它们，而且经常弄丢或者填错，我不得不常常去供应处补货，这太费钱。"Sudeep 非常沮丧地说："我花了 2 小时找这份申请表。太荒谬了！"

Sudeep 继续填完申请表，并把表格交给协调员送去脑电图室。2 小时后，脑电图室传呼 Sudeep，告诉他检查安排在第二天。Sudeep 很不高兴，他说真的需要当天进行检查。脑电图室的技术人员回应说，他需提前 2 小时拿到申请表才能确保当天进行。Sudeep 沮丧地挂了电话。

第二天的查房中，Sudeep 汇报了患者的情况，并报告说患者昨晚癫痫再次发作，需要用劳拉西泮进行紧急治疗。当上级医师打断他，询问 EEG 结果时，Sudeep 说 EEG 安排在今天。上级医师回答说："我认为整体方案应该是昨天做完 EEG 后可以马上指导抗癫痫药物治疗。"Sudeep 说："这不是我的错，Smith 医生。协调员把申请表藏了起来，我花了很长时间才找到，脑电图室昨天来不及给这位患者做 EEG 检查。在这里，有人都能做脑电图，真是太神奇了。"

置信学员

置信学员的预期行为

该水平学员对系统充分了解，能够识别已存在的差错和一些潜在的差错。置信学员执行诸如综合预防措施和洗手等常见的安全行为，很少遗漏（除非是在紧张或时间仓促的情况下）。他理解这些行为对系统（即诊所或机构）内的患者个体和群体的影响。

该水平学员在团队中主动积极，当发生差错时，能够理解并承担责任。由于在日常工作中已经学会"放慢速度"进行实践性反思，他经常能自己发现系统差错或改进机会。然而，他依然需要依靠外部资源获取自己的实践信息，尤其是关于患者群体方面的信息。他还会寻求团队其他成员的帮助，了解质量或安全问题的根本原因并找到解决方法。学员了解差错报告的重要性，无论何时发现差错都会上报。他积极参与改进工作，查明系统问题，找到解决办法，认识到个别事件的重要性，从中汲取经验并应用到整个群体中。

置信学员是积极的倾听者。他理解针对差错进行沟通的重要性，能通过令人信服、准确、简洁的叙事激励医疗团队的其他成员。他理解避免差错发生的必要性，因此当他担心可能发生差错时，他会询问或质疑团队中的其他人（包括上级医师），尽管这意味着需要克服对上级医师反应的恐惧。最后，学员能意识到自己的疲劳症状，并相应地调整自己的行为或在必要时寻求帮助，从而降低了发生伤害事件的风险。

置信学员的案例

Sudeep 刚刚加入内科住院团队。早查房时，上级医师要求他给昨晚疑似癫痫发作的患者安排 EEG。团队决定检查后再考虑增加抗癫痫药物。Sudeep 进入电子医嘱系统，并输入"EEG"。结果显示了以下信息："除了在线申请外，这项检查需要额外的书面申请。"Sudeep 走向中心护士站，准备去找申请表。途中，一位患者在病房里喊他。Sudeep 刚踏进病房就停住了，然后开始找病房外墙上的洗手液，在进病房之前洗了手。

在中心护士站，Sudeep 走向一名护士，问她哪里可以找到 EEG 的申请表。她回答："不好意思，我也不知道申请表放在哪里。"Sudeep 接着询问护士是否知道谁能够帮助他找到申请表，护士建议他问一问病区协调员。协调员正在进行 15 分钟的休息。Sudeep 转头去处理一些其他工作。

30 分钟后，Sudeep 再次来找协调员，解释需要 EEG 申请表。协调员说："我把它们放在一个专门的抽屉里，因为医生很频繁地拿走它们，而且经常弄丢或者填错，我不得不常常去供应处补货，这太费钱了。"Sudeep 向协调员道谢，填完申请表并把表交回，要求把申请表传真给脑电图室。Sudeep 做好记录，15 分钟后给实验室打电话，确认申请表已经送达。

15 分钟后，Sudeep 给脑电图室打电话，得知他们已经收到了申请表并准备把检查安排在当天。

脑电图室的工作人员说："你很幸运。上午 11:50 收到了这份申请表。而我们尽量保证上午申请的检查安排在当天。你刚好赶上了最后期限！今天完成 EEG 检查没有问题。"Sudeep 说："我的确很幸运，但我想知道是否有更好的方法去保证患者接受所需要的检查，而不仅是依靠运气。"然后，他在线填写了事件报告，指出延误 EEG 检查对于这类患者可能会造成大问题。

在下午的交班中，Sudeep 提醒夜班团队，告诉他们核实 EEG 的结果。如果结果阳性，他们需要加用苯妥英钠；如果结果阴性，按计划继续抗癫痫治疗，必要时使用劳拉西泮。接着，Sudeep 告诉团队完成 EEG 是多么困难的一件事，因为必需的书面申请表被协调员放了起来，以及在他不知情的情况下赶上最后期限是多么幸运。他想知道能否单纯线上申请，并能确保中午之前的申请当天安排检查。他的同事认同这个想法，并建议他在查房时提出来。

第二天早查房中，Sudeep 介绍了患者的情况，指出 EEG 的检查结果阳性。因此，患者加用了苯妥英钠，昨晚平稳度过。他告诉主治医师，EEG 需要手写申请表，并且需要在中午之前提交才能确保当天检查；而且由于医生的过度使用，协调员把申请表放在了专门的地方。他想知道，如果单纯线上申请，并且提醒提交申请的时间以保证当天能够检查，是否能改进系统。Sudeep 问主治医师他该如何提出这个建议。主治医师认为这是一个很好的想法，告诉 Sudeep 查房后她将帮忙联系脑电图室的负责人和表格委员会主席，提出 Sudeep 的建议。

附录 A：EPA 工作表示例

对于每项 EPA，我们均使用以下 Olle ten Cate 修订的模板：

1. EPA 名称

2. 行为描述： 包括该项 EPA 简要的基本原理和所需功能清单。

3. 最相关的胜任力领域： 我们从"医师通用胜任力参考列表"[10]列举的 8 项胜任力领域中选取。

- 患者照护
- 基于实践知识
- 基于实践的学习和改进
- 人际关系和沟通技巧
- 职业素养
- 基于系统的实践
- 跨专业合作
- 个人和专业发展

4. 每个领域中对置信决策至关重要的胜任力： 我们从 2013 年 8 月发表在 *Academic Medicine* 上的"医师通用胜任力参考列表"[10]中选取关键胜任力。

以下两个需要完成的项目是正在进行的 AAMC 试点和 beta 测试工作的主要内容。

5. 课程开发： 学生获得 EPA 置信，需要具备的知识、技能和态度目标是什么？何时在课程中教授 EPA？如何评价 EPA（形成性和终结性）？

6. 置信决策： 将由谁来进行置信决策？他们将如何进行决策？

附录 B：置信前和置信学员的预期行为列表

EPA 1　列表：病史采集和体格检查

置信前学员的预期行为

- 信息采集和体格检查行为：
  - 信息收集不充分或过于详细。
  - 体格检查手法不正确。
  - 遗漏关键的体检结果。
  - 不寻求或过度依赖二手数据。
  - 使用医学术语或其他无效的沟通技巧。
- 科学基础和（或）推理能力：
  - 筛选、排序和将信息之间或既往临床经验相结合的能力有限。
  - 欠缺对重要信息或趋势的洞察力；专注于患者个体，忽视患者所在社区的信息或背景。
  - 未经调查妄下结论（即摒弃科学方法）。
  - 经验缺乏导致开发临床思维模型的能力有限，从而限制了搜集相关信息和（或）执行适当操作的能力。
  - 无法展现已有知识，要么因为他们缺乏这些知识，要么因为他们无法使用这些知识去解决问题。
- 以患者为中心的技能：
  - 因为紧张、疲劳或无意识（例如，忘记遮盖患者），与患者交往过程中未能尊重患者。
  - 无论患者性别、年龄、文化、种族、宗教、残障和性取向如何，都无差别对待。

置信学员的预期行为

- 信息采集和体格检查行为：
  - 有序地获取完整而准确的病史。
  - 识别常见病情、症状、主诉和疾病状态（急性和慢性）的相关病史要素。
  - 在紧急和突发情况，以及会诊时，进行重点问诊。
  - 必要时，通过对其他信息来源的识别和使用获取病史，这些信息来源包括家庭成员、初级保健医生、生活设施和药房工作人员。
  - 合理、流畅地按顺序进行完整而准确的体格检查。
  - 进行与病情和患者就诊目的相关的重点体格检查。
  - 识别、描述并记录体格检查的异常发现。

- 科学基础和（或）推理能力：
  - 在收集与患者照护相关的重点信息时，展示临床推理能力。
  - 将目前发现与既往患者联系起来。
  - 运用分析性推理和原有知识指导诊疗过程。
- 以患者为中心的技能：
  - 展现以患者为中心的问诊技能（关注患者的语言性和非语言性暗示、患者及患者家庭文化、健康的社会决定因素、对解释或适应性服务的需求；表现出积极的倾听技巧）。
  - 展示以患者为中心的体格检查技术，尊重患者的隐私，使患者感到舒适和安全（例如，解释体格检查的手法，告诉患者每一步在做什么，检查时给患者盖上衣物）。

EPA 2　列表：接诊后对鉴别诊断排序

置信前学员的预期行为

- 死板地按照模板评估患者的问题，导致鉴别诊断过窄或不准确：
  ○ 筛选、排序和相关信息源之间建立联系的能力可能有限。
  ○ 可能难以持续更新鉴别诊断。
  ○ 可能在临床推理过程中出错，例如过早下结论。
  ○ 可能推荐与鉴别诊断排序不符、大范围的诊断性评估。
- 鉴别诊断并做出初步诊断时，过于依赖上级医师和团队其他成员。
- 在没有确认重要诊断的情况下，提供处理计划。
- 可能在没有必要的认可和确定的情况下制订处理计划。
- 对自身局限性认知有限，可能高估或低估自身能力。
- 可能不适应模糊情况。
- 可能无法完整记录推理过程，导致团队其他成员无法理解他们的评估结果。

置信学员的预期行为

- 评估患者时，能够将现有发现与既往资料相联系。
- 从很多来源收集相关信息，并提出相关鉴别诊断，既不会过于宽泛，也不会过于狭窄。
- 通常能够整合现有和新出现的信息，持续更新鉴别诊断。
- 了解知识的局限和自身的优缺点。
- 知晓何时咨询上级医师和团队成员，得到他们的认可和确定初步诊断，并制订处理计划。
- 通常能够在合理鉴别诊断和初步诊断的基础上提出处理计划。
- 洞察自身局限性，并能适应模糊情况：
  ○ 能够接受患者和团队成员的质疑和挑战。
  ○ 愿意向团队其他成员寻求帮助。
- 提供完整、简洁的记录，以便向其他人提供他们临床推理的证据，确保照护的连续性。

EPA 3 列表：推荐和解释常规诊断性检查和筛查检测

置信前学员的预期行为

- 为患者评估推荐标准模板或标准医嘱，但可能无法解释每项检查在筛查、诊断、处理或随访中的作用。
- 确定一些（但不是全部）常见急慢性疾病的关键诊断性检查。
- 对于常见急性或慢性疾病患者，经常推荐不必要的检测，或者先验概率很小或没有的检测。
- 难以说清检测结果对诊断、处理或风险分层的影响。
- 理解敏感度和特异性的概念，但是推荐诊断性检查时并未始终将这些考虑在内。
- 在推荐筛查和（或）诊断性评估时，难以整合先验和后验概率与患者危险因素。
- 重复诊断性或筛查性检测可能太频繁或间隔太长。
- 向患者描述诊断计划时，未征求或考虑患者意愿。
- 在推荐诊断性检查时，很少考虑费用或患者资源。
- 未识别所有危急值，并做出反应。
- 可能会错误解释常见的实验室检查结果，且对正常或容易解释的变量过度反应，不能识别重要的异常值，或不能识别不正常的结果。

置信学员的预期行为

- 当常见急、慢性疾病患者需要筛查或评估时，推荐可靠、具有成本 - 效益的检测方法。
- 能够解释每项检测结果对诊断、处理、健康风险分层和随后评估的影响。
- 推荐检测时，能够将敏感度和特异性、先验和后验概率的知识与患者危险因素相结合。
- 始终与患者讨论诊断计划，征求患者意愿并将其纳入决策考虑中。
- 推荐时部分考虑费用和患者资源。
- 正确解释常规实验室和影像学检查中的异常结果。
- 通过启动确认或修正措施，或认知自己的自身局限性，通知团队寻求帮助，识别危急值并做出与危机程度相称的正确反应。
- 能够区分临床重要异常与常见、不重要的异常。

EPA 4　列表：开具并讨论医嘱和处方

置信前学员的预期行为

- 无法筛选和综合信息以了解患者的病情，从而确定正确诊断和医嘱的优先顺序。
- 只关注个人对信息的需求，有时会因此而忽视患者意愿（例如，当超声检查可能已经满足要求的情况下，尽管患者希望避免辐射，仍为患者开具了 CT 检查）。
- 可能聚焦在单一异常上，而没有将所有部分放在一起整体对待，从而选择"鸟枪法"开具检查。
- 忽略了指导医嘱的细微体征和（或）体检结果。
- 理解常规医嘱，但不知道何时需要调整标准医嘱。
- 没有考虑医嘱费用（例如检测、药物 / 处方）和患者因素（例如文化），从而不能提高患者依从性。
- 将成本控制努力视为外部干预，干扰了医患关系。
- 当被质疑医嘱时，会自我辩护，但无法说清医嘱背后的原理（他们不知道自己不知道什么）。
- 可能表现为过度自信，即使经验有限，他们也不会主动寻求对医嘱进行审核。
- 冲动性地开医嘱，而不是停下来全盘考虑，等待之前医嘱的效果呈现。感觉必须采取行动。
- 开具医嘱时未与团队的其他成员、患者及其家属沟通相关计划；进行单向沟通（"这是我们正在做的……"）。
- 未将患者作为团队不可或缺的成员来共同决策。
- 不了解系统；可能忽视预警；可能无法驾驭系统，或可能知道系统机制，但不知道如何应用它们（例如，可能找到医嘱，但不确定哪些医嘱是正确的或需要的）。
- 无法遵循已有规定，在系统内下达和执行医嘱。
- 没有养成处方安全书写的习惯，包括对患者体重、年龄、肾功能、合并症、剂量和（或）给药间隔的复核。
- 可能过度依赖技术以提醒药物相互作用和（或）风险，而不理解药物相互作用的原理（例如，智能手机或电子健康档案提示这种药物相互作用，但学员不能解释为什么）。

置信学员的预期行为

- 能够筛选和综合信息（例如，病史、症状、体征）以识别或阐明医嘱 / 处方所处理的病情。
- 识别模式，诊断和（或）治疗时能够全盘考虑。
- 开具医嘱时考虑患者意愿。
- 咨询患者、家属和医疗团队的建议。
- 认识到局限性，以患者为中心，适时寻求帮助。
- 表现出灵活的思维；接受质疑，将其作为学习机会，并考虑其他可能性。
- 使用简洁、合理的方式开具医嘱（例如，在开具更多检测前先等待效果显现）。
- 定期反思检测结果如何影响临床决策，以及不做检测的潜在影响。
- 阐明开具医嘱（例如，药物、检测等）的风险和益处。
- 考虑医嘱成本和患者执行计划的能力和意愿。能够根据患者独特的人口学特征、认知水平、身体情况、文化背景、社会经济状况或具体情境需求调整计划。

- 与患者、家属和团队成员双向沟通。
- 始终遵循治疗指南和方案，但当患者病情发生变化，无法遵循指南和方案时，意识到并寻求帮助。
- 回应电子健康档案预警，并理解其原理。
- 使用电子资源填补知识不足，确保医嘱书写和录入安全（例如，药物相互作用、治疗指南）。

EPA 5 列表：在病历中记录接诊情况

置信前学员的预期行为

- 使用模板进行沟通和记录，但基于受众、环境或目的进行调整的能力有限。
- 记录时存在遗漏和（或）冗余信息的错误，可能不会记录对接诊重要的一手或二手资源的应用。
- 可能会遗漏病历书写的必要元素，例如日期、时间、签名或其他机构要求的要素。
- 手写病历可能难以辨认。
- 表现为病历归档不及时，限制了团队其他成员的患者照护工作。
- 单向沟通，不主动询问或记录患者意愿。
- 无法明确记录临床推理过程，仅能字面解释或错误解释实验室检查结果。
- 学员缺乏主动寻求帮助以弥补知识、技能和经验不足的行为，依靠他人的指示进行患者照护。
- 由于对系统的粗浅理解，没意识到参与系统改进的机会，而对病历系统（例如，电子健康档案）感到失望。
- 学员处于医师身份认同形成的早期，导致在患者照顾活动中处于被动角色。

置信学员的预期行为

- 根据受众、环境或目的调整沟通和记录。
- 全面记录，包含重要信息，没有不必要的细节或冗余信息。
- 病历记录包括机构所需的要素（例如，日期、时间和签名）。
- 手写病历易于辨认。
- 病历记录及时，便于团队其他成员获取。
- 进行双向沟通，主动征求患者意愿并记录。
- 记录临床推理过程，准确解释实验室检查结果。
- 主动寻求帮助以弥补知识、技能和经验的不足，制订并记录符合患者需求的处理计划。
- 展现对病历系统的总体理解，从而发现与他人共同参与系统改进的机会。
- 在病历中记录团队成员在患者照护中的作用。

EPA 6　列表：口头汇报接诊情况

置信前学员的预期行为

- 倾向于单向沟通，因此汇报时可能忽视患者或家属。
- 通常无法验证所汇报的信息和（或）从患者、家属及团队其他成员处获取的额外信息。
- 不能从病史中获取敏感信息，不继续查证不明确的信息。
- 使用医学术语和缩略词，没有澄清含义或确保相互理解。
- 汇报时无法精炼或聚焦最相关信息（例如，所有现病史汇报的最后一句是患者否认发热、盗汗和寒战，无论是否有症状或体征）。
- 严格按照模板进行所有汇报，无法根据患者照护的环境或信息受众进行调整（例如，汇报危急患者情况时，无法用更简短的方式立即汇报相关信息，或者面对患者家庭成员、医疗团队时，不能调整沟通方式）。
- 通常无法将沟通需求与沟通工具（例如，面对面、电话、邮件）相匹配。
- 可能以无条理、不连贯的方式进行汇报。
- 通常不会根据受众的语言和非语言反馈（例如，疑惑的表情暗示听众未理解部分信息）调整汇报。
- 无法确保汇报结束时汇报人和受众之间达成共识。
- 面对无法回答的问题时，学员可能编造信息以应对。
- 当讨论患者和汇报患者敏感信息时缺乏情境意识（例如，在电梯内或在公共场所大声汇报）。
- 未经自身验证或确认来源即汇报信息。仅从表面接受图表内的全部信息，有时在没有完全理解和质疑前后不一致的情况下进行汇报。
- 要么表现为缺乏信心，要么表现为超出自身能力的自信。
- 当在汇报过程中被打断时，有时做出抵触反应（例如，汇报中途被质疑，回应"我马上就会讲到那"）。

置信学员的预期行为

- 能够对信息进行筛选、整合和排序，并识别模型，汇报简洁、条理清晰、准确。
- 进行双向沟通，确保汇报达成共识。
- 避免医学术语。
- 根据信息受众（例如，教师、患者／家属、团队成员）和汇报环境（例如，急诊和门诊）调整汇报。
- 积极促进患者、家属和团队其他成员参与汇报。
- 在获取或汇报信息时，不回避困难和有压力的话题。
- 能够有效地讲述一个故事并提出一个论点来支持计划。
- 承认在处理特定患者的汇报和情况方面的知识基础和（或）技能上的差距，并寻求帮助。
- 反思不确定的领域，并寻求额外信息。
- 承认信息不足，不辩解或提供虚假信息。
- 讨论患者时，尊重患者的隐私和私密，展现出情境意识。
- 展现与知识和技能相称的自信水平，令他人安心（例如，在急诊环境中不太有把握，更适宜门诊环境）。

EPA 7 列表：提出临床问题和检索证据以提高患者照护质量

置信前学员的预期行为

- 询问相关临床问题：
  - 经验非常有限，导致分析性技能方面呈线性、简单化思维。
  - 关注个体患者，导致可能遗失人群或患者群体的重要信息或趋势。
  - 未经调查即妄下结论（即摒弃科学方法）。
  - 缺乏对自身科学知识（即生理、临床、流行病学、社会行为）的局限性和不足，以及如何获取帮助以改进的认知。
  - 缺乏经验，导致临床思维模型的开发能力有限，从而限制了形成适当问题并解决它们的能力。
  - 无法展现已有知识，要么因为他们缺乏这些知识，要么因为他们无法使用这些知识去解决问题。
- 检索和评估证据：
  - 由于缺乏问题焦点，或无法将证据与问题类型相匹配，导致无法管理可供回顾的可能证据的数量。
  - 对证据质量、适用性和（或）通用性的判断能力有限。
  - 无法辨别文献的不足或局限性，无法或不愿意思考如何缩小差距。
  - 接受未经严格评价的研究结果。
  - 不熟悉或不愿意采用新信息或信息技术。
- 报告或应用证据以促使改变或改进：
  - 不尝试将证据应用于患者。
  - 不与团队或患者讨论发现。

置信学员的预期行为

- 在认知自身知识不足和患者需求的基础上，定期确认临床环境中寻求帮助或新信息的需求。
- 保持足够的生理、临床、流行病学和社会行为科学知识基础，并转化为患者照护活动。
- 询问相关临床问题：
  - 基于临床情况及实时患者个体或群体照护情形，提出组织合理、重点突出、针对性强的问题。
  - 展现好奇心、客观性、科学推理精神。
  - 能够将认知过程聚焦于辨别相关因素、识别未知因素和通过及时学习拓展知识以生成解决方案。
- 检索和评估证据：
  - 展现对医学信息来源和内容进行评估的意识和初步技能。
  - 应用信息技术收集和评估信息。
  - 获取并管理一定数量的信息。
  - 评估信息的适用性或通用性。
- 报告或应用证据以促使改变或改进：
  - 与团队和患者沟通研究结果，必要时改变患者照护方法。
  - 反思问题被识别和回答的过程，寻求改进（可能需要在理解证据的细微差别方面获得指导）。

EPA 8 列表：转入或转出患者时照护责任的交接

注：这个列表适用于信息的发送者和接收者。

置信前学员的预期行为

- 严格遵循沟通规则（例如，交接模板），但不能根据受众和（或）环境进行调整。
- 使用书面或电子交接工具记录的患者信息不完整，出现遗漏和冗余错误。
- 展现在传递信息的内容、准确度、效率和综合方面不稳定。
- 可能错失理想交接的关键内容，包括阐释患者疾病的严重程度和（或）提供行动计划和（或）应急计划。
- 表现出对团队总体工作负荷或转送患者的情况了解很少。
- 始终无法组织、排序和预测患者的照护需求。
- 表现出对影响交接沟通的因素（例如，中断和干扰）了解甚少。
- 专注于自身的交接职责，对团队其他成员的工作负荷和共同职责了解甚少。

置信学员的预期行为

- 使用模板进行交接沟通，但能够根据患者、听众、环境或情境，包括患者的残障或语言障碍进行调整。
- 通常记录的患者信息没有遗漏和（或）冗余错误。
- 传递信息的内容、准确度、效率和综合方面始终稳定。
- 对交流沟通的信息进行组织、排序。
- 向接收者提供理想交接的关键内容，包括阐释患者疾病的严重程度和（或）提供行动计划和（或）应急计划。
- 表现出对团队的整体工作负荷和转送患者情况的认知。
- 通过注意交接沟通的时间和地点，规避影响交接沟通的因素（例如，中断和干扰）。

EPA 9　列表：参与跨学科团队

置信前学员的预期行为

- 将个人目标置于团队之上。
- 对医师以外团队成员的作用了解不足（例如，只向其他医师咨询，不向团队其他成员咨询）。
- 通常单向沟通，对提示有回应。
- 根据听众、地点、接收者意愿或信息类型调整的能力有限。
- 表现出难以解读自己的情绪，也很难预测或解读他人的情绪。
- 在紧张或疲劳的情况下，容易出现专业失误。
- 通常是团队中比较被动的成员。
- 与团队其他成员的互动有限，导致在交接过程中无法提供最佳的患者照护，产生意外情况。

置信学员的预期行为

- 大多数情况下，作为团队中的积极分子，整合团队，将团队目标置于个人专业目标之上。
- 了解团队其他成员的作用，寻求并积极听取他们的建议，并纳入实践。
- 通常双向沟通，告知团队成员信息，并不断更新。
- 根据受众、地点、接收者意愿或信息类型修改并调整沟通内容和方式。
- 大多数情况下，能够解读自己的情绪，并能预测并解读他人的情绪。
- 除了在最艰难的情况下，能够保持职业风范。
- 积极与患者和团队其他成员合作，协调照护工作，在医务工作者之间或从一个医疗机构到另一个机构之间无缝交接。

EPA 10   列表：识别急重症并进行评估和管理

置信前学员的预期行为

- 没有认识到患者生命体征的适宜年龄趋势和变化。
- 可能未考虑团队成员（如护士、家属）对患者病情恶化的担忧。
- 容易被多种问题分散注意力，难以优化并有效地进行患者照护。
- 未表现出对团队每名成员角色和职责的理解。
- 表现出收集、筛选、排序和连接信息（例如，生命体征、重点体格检查、相关病史、近期的检查或操作、药物）、形成特异性鉴别诊断、启动干预措施并制订检测决策方面的能力有限。
- 需要上级医师和（或）团队其他成员在急重症情况下开始实施正确干预和检测。
- 开具和解释检测结果不一致，延误再次评估及进一步检测和干预。
- 由于傲慢、焦虑、恐惧和（或）对自身局限性认知不足而延迟寻求帮助。
- 针对照护目标和处理计划与医疗团队和患者家属单向沟通。
- 提供多余和（或）不完整的患者信息给医疗团队成员。
- 在病历中记录临床接诊情况时发生遗漏错误。
- 在临床接诊情况汇报中，可能变得抵触和（或）好辩。

置信学员的预期行为

- 认识到患者生命体征的适宜年龄趋势和变化。
- 积极倾听并从团队成员处（例如，护士、家庭成员）获得关于患者病情恶化的反馈，以确定下一步的措施。
- 遵守旨在提升患者照护的机构规程和制度。
- 根据医疗团队成员的角色和职责，与他们合作提升处理急重症患者病情的效率。
- 收集、筛选、排序和连接信息（例如，生命体征，重点体格检查、相关病史、近期的检查或操作、药物），以形成特异性鉴别诊断，启动干预措施并制订检测决策。
- 通过频繁的再评估启动干预和检测，以确定需要帮助的程度并预测下一步措施。
- 解释常规检测结果，以预测并应对临床早期病情恶化。
- 了解并认知个人局限性、情绪和偏见，需要时寻求帮助。
- 针对照护目标和处理计划与医疗团队和患者家属双向沟通，实现共同决策。
- 向医疗团队成员准确、重点突出、简明地汇报患者信息。
- 在病历中完整记录临床接诊情况。
- 临床接诊后主动寻求上级医师的指导与反馈。

EPA 11 列表：获取检查和（或）操作的知情同意

置信前学员的预期行为

- 因为缺乏对共同决策重要性的理解，可能在知情同意过程中自鸣得意。
- 只有在他人的指导下才能获得知情同意。
- 无法表现出对知情同意关键要素（适应证、禁忌证、风险、获益、替代方案）的理解，或者可能知道这些要素，但不知道需要同意的操作细节。
- 个人偏见（例如，既往操作中的不良经历，导致过度强调风险）可能干扰知情同意过程。
- 可能在获取患者和家属同意时，犯遗漏的错误。
- 与患者及家属交谈时经常使用医学术语。
- 单向沟通，即提供信息后，就要求签字同意。
- 不征求患者意愿。
- 不能解读别人的情绪暗示。
- 记录存在冗余和遗漏错误。

置信学员的预期行为

- 理解知情同意对建立融洽关系和共同决策的重要性。
- 展现对知情同意关键要素（适应证、禁忌证、风险、获益、替代方案）的理解，以及需要同意的操作中这些要素的具体情况。
- 向患者及家属提供完整信息。
- 与患者及家属沟通时避免使用医学术语。
- 双向沟通，告知患者及家属，并寻求他们的意见和问题。
- 征求患者或家属的意愿，使他们参与共同决策。
- 识别他人的情绪暗示（例如，恐惧、愤怒、焦虑），能够实时解决这些问题，或向团队其他成员寻求帮助。
- 展现与技能相称的自信。
- 在不确定领域中向上级医师寻求指导。
- 完整、及时地记录知情同意。

EPA 12　列表：执行基本操作

置信前学员的预期行为

- 将操作视为机械任务去执行，往往在别人的要求下开始。
- 可能不了解操作中的关键问题，例如：
  - 患者特异性因素
  - 适应证
  - 禁忌证
  - 风险
  - 获益
  - 替代方案
- 表现为对手术并发症或如何降低并发症的知识有限。
- 操作技能不稳定，可能无法令人放心地完成操作。
- 在操作过程中，没有始终表现出以患者为中心的技能：
  - 使用医学术语或其他无法有效沟通的技术。
  - 因为注意力集中在任务上，操作过程中可能无法解读患者的情绪反应。
  - 不让患者参与有关操作的共同决策。
- 不能始终坚持综合预防措施和无菌技术。
- 在患者的健康档案中，记录不完整，或未记录。

置信学员的预期行为

- 表现为执行操作前做好所需的必要准备。
- 展现并应用对操作关键问题的理解，例如：
  - 患者特异性因素
  - 适应证
  - 禁忌证
  - 风险
  - 获益
  - 替代方案
- 知晓并采取措施降低操作的复杂性。
- 在大多数情况下，展现出的操作技能可靠，并知晓在超出学员能力情况下寻求帮助。
- 始终坚持综合预防措施和无菌技术。
- 展现以患者为中心的操作技能：
  - 避免医学术语，使用患者能理解的语言解释操作。
  - 介绍操作，与患者共同决策。
  - 具备与知识和技能相称的信心，使患者放心。
  - 操作过程中注意患者的情绪反应。
- 通常能够及时、完整地记录。

EPA 13　列表：发现系统缺陷，致力于安全文化和改进

置信前学员的预期行为

- 无法识别潜在错误，经常忽视真正的错误。
- 不能始终坚持常规安全行为（例如，综合预防措施、手卫生）。
- 可能会因为系统需要而感到受挫，并视其为负担。
- 在团队中往往是被动的观察者。
- 需要其他人来指出系统缺陷。
- 面对错误，可能会自我辩解或归咎于系统。
- 不能从错误中得到教训，并溯及其他。
- 只有在外部提示时，才参与系统改进。
- 严格按照规则进行沟通，不能做到直言不讳，特别是涉及上级的错误或潜在错误时。
- 无法认识到自身疲劳，或认识到自身疲劳，但畏惧告知上级。

置信学员的预期行为

- 识别现实存在和潜在的错误。
- 执行常规安全行为（例如，综合预防措施、手卫生）。
- 理解预防错误对患者个体和系统的重要性。
- 为自己所犯的错误负责。
- 花点时间放慢节奏，反思自己的工作。
- 仍然依赖外部信息来源了解患者群体。
- 使用结构化报告系统上报现实存在和（或）潜在的错误。
- 自愿参与改进活动。
- 当担心某种潜在错误时，即使意味着质疑或挑战上级，也会说出来。
- 认识到自身疲劳状态，调节行为或寻求帮助。

附录 C：医师通用胜任力参考列表 [10]

1. 患者照护（patient care，PC）：以患者为中心，提供富有同情心、适当、高效的照护，以治疗健康问题和促进健康

PC 1　能够执行临床实践领域中必需的所有内科、诊断及外科操作

PC 2　通过病史采集、体格检查和实验室、影像学与其他检查来收集必要和准确的患者及其病情信息

PC 3　能对职责进行组织并按优先级排序，为患者提供安全、高效的照护

PC 4　解释实验室检查、影像学检查以及医疗实践中所需的其他检查

PC 5　基于患者信息及意愿、最新的科学证据和临床判断，对诊断和治疗措施做出明智决策

PC 6　制订并执行患者管理计划

PC 7　向患者及其家属提供咨询和教育，使其能够参与患者照护和共同决策

PC 8　为患者提供适当的转诊，包括确保在不同医疗服务提供者或医疗机构间转诊过程中照护的连续性，并跟踪患者的病情进展和结局

PC 9　为患者、家庭及社区提供保健服务，旨在预防健康问题或保持健康

PC 10　提供适当的角色榜样

PC 11　履行与自己的角色、能力和资格相称的监督职责

2. 基于实践的知识（knowledge for practice，KP）：展现已建立和发展中的生物医学、临床、流行病学和社会行为科学的知识，以及这些知识在患者照护中的应用

KP 1　展现对临床情况进行调查和分析的方法

KP 2　遵循已知和新发现的生理学的科学原理，并应用于对患者和群体的照护

KP 3　遵循已知和新发现的临床科学原理作出诊断和治疗决策、解决临床问题和循证医学的其他方面

KP 4　遵循流行病学原则确定健康问题、危险因素、治疗策略、资源，为患者和群体的疾病预防和健康促进而努力

KP 5　将社会–行为科学的原则应用于患者照护，包括社会心理–文化对健康、疾病、就医行为、照护依从性及照护阻碍和态度的影响

KP 6　对新医疗知识和实践的创造、传播、应用和转化做出贡献

3. 基于实践的学习和改进（practice-based learning and improvement，PBLI）：展现研究和评价患者照护、评估和吸收科学证据、在持续自我评价和终身学习的基础上不断改进患者照护的能力

PBLI 1　明确自身知识和专业的优势、不足和局限性

PBLI 2　设定学习和改进目标

PBLI 3　确定并开展学习活动，以弥补自身知识、技能和态度方面的差距

PBLI 4　运用质量改进方法对实践进行系统性分析，以实践改进为目标实施变革

PBLI 5　将反馈纳入日常实践

PBLI 6　结合患者健康问题，从相关的科学研究中寻找、评估和应用证据

PBLI 7　运用信息技术优化学习和患者照护

PBLI 8　参与对患者、家庭、学生、受训者、同事和其他专业人员的教育

PBLI 9　获取并使用有关患者个体、患者群体或所在社区的信息，以改进患者照护

PBLI 10　不断地识别、分析和运用已被证明可以改善预后的新知识、指南、标准、技术、产品或服务

4. 人际关系和沟通技巧（interpersonal and communication skills，ICS）：展现人际交往和沟通技巧，与患者、家庭和专业人员之间进行有效的信息交换和合作

ICS 1　与不同社会经济和文化背景的患者、家庭和公众进行有效、恰当的沟通

ICS 2　与本专业同事、其他专业和健康相关领域人员进行有效交流［见跨专业合作（IPC）7.3］

ICS 3　作为医疗团队或其他专业团体的成员或领导者，能与他人有效合作（见 IPC7.4）

ICS 4　向其他专业人员提供咨询

ICS 5　坚持全面、及时、清晰地记录病历

ICS 6　在困难谈话（例如，关于死亡、生命终末期、不良事件、坏消息、揭露错误等敏感问题）中能体现出敏感、诚实和同理心

ICS 7　表现出对情绪的洞察力和理解力，并做出恰当的反应，以发展和处理人际交往

5. 职业素养（professionalism，P）：展现对履行专业职责的承诺和对道德原则的坚持

P 1　展示对他人的同理心、诚信和尊重

P 2　展现对患者需求的反应，而不是只顾自身利益

P 3　展示对患者隐私和自主权的尊重

P 4　表现出对患者、社会和职业的责任

P 5　展现对不同患者群体（包括但不限于不同性别、年龄、文化、种族、宗教、残障和性取向）的敏感和反应能力

P 6　在提供或拒绝照护、保密、知情同意和商业行为方面，表现出遵守相关的伦理原则的承诺，包括遵守相关法律、政策和法规

6. 基于系统的实践（systems-based practice，SBP）： 展现对更大的医疗环境和系统的认知和响应能力，以及有效调动其他资源以提供最佳医疗的能力

SBP 1　在自己临床专业相关的各种医疗服务机构和系统中有效工作

SBP 2　在医疗系统内协调患者照护

SBP 3　在基于患者和（或）群体的照护中考虑成本意识和风险 - 效益分析

SBP 4　提倡优质的患者照护和最佳的患者照护系统

SBP 5　参与识别系统差错，并实施可能的解决方案

SBP 6　履行与自己角色、能力和资格相应的行政和实际管理职责

7. 跨专业合作（interprofessional collaboration，IPC）： 展现参与跨专业团队，优化安全、有效的以患者和群体为中心照护的能力

IPC 1　与其他专业人员合作，建立和维持相互尊重、有尊严、多元化、有道德操守和信任的氛围

IPC 2　根据对自身角色和对其他专业人员的认识，适当评估和解决患者和所服务群体的卫生保健需要

IPC 3　以积极回应和负责任的方式与其他卫生专业人员进行沟通，支持患者个体和群体的健康维持和疾病救治

IPC 4　参与不同团队，建立、发展和持续增强跨专业团队，以提供安全、及时、高效、公平的以患者和群体为中心的照护

8. 个人和专业发展（personal and professional development，PPD）： 展现维持个人和专业终生成长所需的素质

PPD 1　培养自我认知知识、技能和情感局限性，适时寻求帮助的能力

PPD 2　展现应对压力的健康机制

PPD 3　处理个人和职业责任之间的矛盾

PPD 4　展现灵活性和成熟性，以适应变化和改变行为的能力

PPD 5　负责照护患者时，表现值得信任，让同事有安全感

PPD 6　具备领导力技能，以加强团队运行、学习环境和（或）医疗系统

PPD 7　表现自信，能让患者、家属和医疗团队成员安心

PPD 8　认识到不确定性是临床医疗的一部分，并能在应对不确定性时恰当地利用资源

附录 D：13 项 EPAs 对应的关键胜任力

胜任力	EPA 1	EPA 2	EPA 3	EPA 4	EPA 5	EPA 6	EPA 7	EPA 8	EPA 9	EPA 10	EPA 11	EPA 12	EPA 13	合计
PC 1										1		1		2
PC 2	1	1		1		1				1				5
PC 3										1	1			2
PC 4		1	1		1					1				4
PC 5			1	1						1				3
PC 6				1	1					1	1			4
PC 7			1								1	1		3
PC 8								1						1
PC 9			1											1
PC 10														0
PC 11														0
KP 1	1		1									1		3
KP 2		1												1
KP 3		1					1							2
KP 4		1	1				1							3
KP 5														0
KP 6														0
PBLI 1		1		1		1	1							4
PBLI 2														0
PBLI 3							1							1
PBLI 4												1		1
PBLI 5								1						1
PBLI 6							1							1
PBLI 7				1			1	1						3
PBLI 8														0
PBLI 9			1				1							2
PBLI 10												1		1
ICS 1	1			1	1	1					1			5
ICS 2		1			1	1	1	1	1	1			1	8
ICS 3							1	1						2
ICS 4														0
ICS 5					1						1	1		3
ICS 6										1		1		2
ICS 7	1								1		1			3
P 1	1					1			1					3
P 2														0
P 3	1					1		1						3
P 4					1							1		2

胜任力	EPA 1	EPA 2	EPA 3	EPA 4	EPA 5	EPA 6	EPA 7	EPA 8	EPA 9	EPA 10	EPA 11	EPA 12	EPA 13	合计
P 5	1													1
P 6												1		1
SBP 1					1									1
SBP 2									1					1
SBP 3			1	1							1	1		4
SBP 4												1		1
SBP 5												1		1
SBP 6														0
IPC 1									1					1
IPC 2									1					1
IPC 3									1					1
IPC 4														0
PPD 1*	1	1	1	1	1	1	1	1	1	1	1	1	1	13
PPD 2														0
PPD 3														0
PPD 4					1									1
PPD 5*	1	1	1	1	1	1	1	1	1	1	1	1	1	13
PPD 6														0
PPD 7						1					1	1		3
PPD 8		1												1
总计	9	10	10	9	9	10	10	8	10	10	10	9	9	123

* 这些条目被认为对所有 EPAs 都必不可少。

参考文献

1. Okusanya OT, Kornfield ZN, Reinke CE, et al. The Effect and Durability of a Pregraduation Boot Camp on the Confidence of Senior Medical Student Entering Surgical Residencies. *Journal of Surgical Education*. 2012;69(4):536-543.

2. Naylor RA, Hollett LA, Castellvi A, Valentine RJ, Scott DJ. Preparing medical students to enter surgery residencies. *American Journal of Surgery*. 2010;199(1):105-109.

3. Lyss-Lerman P, Teherani A, Aagaard E, Loeser H, Cooke M, Harper GM. What Training Is Needed in the Fourth Year of Medical School? Views of Residency Program Directors. *Academic Medicine*. 2009;84(7).

4. Association of American Medical Colleges (AAMC). Recommendations for Clinical Skills Curricula for Undergraduate Medical Education. 2005; https://members.aamc.org/eweb/upload/Recommendations%20 for%20Clinical%20Skills%20Curricula%202005.pdf.

5. The Association of Faculties of Medicine of Canada (AFMC). The Future of Medical Education in Canada (FMEC): A Collective Vision for MD Education. 2012. http://www.afmc.ca/future-of-medical-education-in-canada/medical-doctor-project/pdf/collective_vision.pdf.

6. Accreditation Council for Graduate Medical Education (ACGME). Milestones. 2013; http://www.acgme.org/acgmeweb/tabid/430/ProgramandInstitutionalAccreditation/NextAccreditationSystem/ Milestones.aspx. Accessed November 25, 2013.

7. Raymond MR, Mee J, King A, Haist SA, Winward ML. What New Residents Do During Their Initial Months of Training. *Academic Medicine*. 2011;86(10):S60-S63.

8. Langdale LA, Schaad D, Wipf J, Marshall S, Vontver L, Scott CS. Preparing graduates for the first year of residency: Are medical schools meeting the need? *Academic Medicine*. 2003;78(1).

9. Young JQ, Ranji SR, Wachter RM, Lee CM, Niehaus B, Auerbach AD. "July Effect": Impact of the Academic Year-End Changeover on Patient Outcomes A Systematic Review. *Annals of Internal Medicine*. 2011;155(5).

10. Englander R, Cameron T, Ballard AJ, Dodge J, Bull J, Aschenbrener CA. Toward a Common Taxonomy of Competency Domains for the Health Professions and Competencies for Physicians. *Academic Medicine*. 2013;88(8):1088-1094.

11. Frank JR, Snell LS, Ten Cate O, et al. Competency-based medical education: theory to practice. *Medical Teacher*. 2010;32(8):638-645.

12. Ten Cate O. Nuts and bolts of entrustable professional activities. *J Grad Med Educ*. 2013;5(1):157-158.

13. Ten Cate O. Entrustability of professional activities and competency-based training. *Medical Education*. 2005;39(12):1176-1177.

14. Hall Render. The Lexicon of Supervision: CMS Versus ACGME Defined Terms. 2011. http://www.hallrender.com/library/articles/862/070511HLN.html. Accessed October 17, 2013.

15. Van der Vleuten CPM, Schuwirth LWT. Assessing professional competence: from methods to programmes. *Medical Education*. 2005;39:309-317.

16. Kennedy TJT, Regehr G, Baker GR, Lingard L. Point-of-Care Assessment of Medical Trainee Competence for Independent Clinical Work. *Academic Medicine.* 2008;83(10):S89-S92.

17. Ten Cate O, Scheele F. Viewpoint: Competency-based postgraduate training: Can we bridge the gap between theory and clinical practice? *Academic Medicine.* 2007;82(6):542-547.

18. Pediatrics Milestone Working Group. The Pediatrics Milestone Project. 2012. http://www.acgme.org/acgmeweb/Portals/0/PFAssets/ProgramResources/320_PedsMilestonesProject.pdf. Accessed December 6, 2012.

19. The Americian Board of Surgery. The General Surgery Milestone Project. 2013; http://www.acgme.org/acgmeweb/Portals/0/PDFs/Milestones/SurgeryMilestones.pdf.

20. The American Board of Emergency Medicine. The Emergency Medicine Milestone Project. 2013; https://www.acgme.org/acgmeweb/Portals/0/PDFs/Milestones/EmergencyMedicineMilestones.pdf.

21. The American Board of Internal Medicine. The Internal Medicine Milestone Project. 2013; http://www.acgme.org/acgmeweb/Portals/0/PDFs/Milestones/InternalMedicineMilestones.pdf.

22. The American Board of Psychiatry and Neurology. The Psychiatry Milestone Project. 2013; https://www.acgme.org/acgmeweb/Portals/0/PDFs/Milestones/PsychiatryMilestones.pdf.

23. Interprofessional Education Collaborative Expert Panel. *Core competencies for interprofessional collaborative practice: Report of an expert panel.* Washington, D.C. 2011.

24. Regehr G, Regehr C, Bogo M, Power R. Can we build a better mousetrap? Improving the measures of practice performance in the field practicum. *Journal of Social Work Education.* 2007;43(2):327-343.

25. Institute of Medicine (IOM). *To err is human: Building a safer health system.* Washington, D.C.: National Academy Press; 2000.

26. Institute of Medicine (IOM). *Crossing the quality chasm.* Washington, D.C.: National Academy Press; 2001.

13 项核心 EPAs 工具包（节选）

完整版工具包可查询 AAMC 网站：

Obeso V，Brown D，Aiyer M，Barron B，Bull J，Carter T，Emery M，Gillespie C，Hormann M，Hyderi A，Lupi C，Schwartz M，Uthman M，Vasilevskis EE，Yingling S，Phillipi C，eds.；for Core EPAs for Entering Residency Pilot Program. Toolkits for the 13 Core Entrustable Professional Activities for Entering Residency. Washington，DC：Association of American Medical Colleges；2017. aamc.org/initiatives/coreepas/publicationsandpresentations.

资深编者

Vivian Obeso, MD, Florida International University
David Brown, MD, Florida International University
Carrie Phillipi, MD, PhD, Oregon Health & Science University

编者

Meenakshy Aiyer, MD, University of Illinois
Beth Barron, MD, Columbia University
Jan Bull, MA, Association of American Medical Colleges
Teresa J. Carter, EdD, Virginia Commonwealth University
Matthew Emery, MD, MSc, Michigan State University
Colleen Gillespie, PhD, New York University
Mark Hormann, MD, The University of Texas Health Science Center at Houston
Abbas Hyderi, MD, MPH, University of Illinois
Carla Lupi, MD, Florida International University
Michael L. Schwartz, PhD, Yale University
Margaret Uthman, MD, The University of Texas Health Science Center at Houston
Eduard E. Vasilevskis, MD, MPH, Vanderbilt University
Sandra Yingling, PhD, University of Illinois at Chicago

AAMC 工作人员

Alison Whelan, MD
Chief Medical Education Officer

Chris Hanley, MBA
Project Manager

Lynn Shaull, MA
Senior Research Specialist

查询及来函请联系 Dr. Vivian Obeso（邮箱 vobeso@fiu.edu）、Carrie Phillipi（邮箱 phillica@ohsu.edu）和 Dr. Alison Whelan（邮箱 awhelan@aamc.org）。

这是美国医学院校协会的出版物。AAMC 服务并引领医学学术界，以促进所有人的健康。aamc.org

使用者指导

这个工具包是为那些有志于施行入职住院医师核心置信职业行为的医学院准备的。工具包由 AAMC 核心 EPA 试点小组编写，是在 EPA 课程开发者指南（AAMC 2014）中的 EPA 框架上扩展而来。试点小组确定了学员行为的发展轨迹，这些行为在医学院课程中被教师教授、学员学习，最终被熟练地整合成为他们的临床技能。这些行为轨迹被描绘成 13 项 EPAs 中的每项 EPA 的一页图表，提供理解每项 EPA 的框架，以及额外的资源。

这个工具包包括：

- 每项 EPA 一页纸的图表
- 核心 EPA 试行的督导、合作量表

一页图表

2014 年，AAMC 与 10 个机构合作，启动了该试点项目，探讨将 13 项 EPAs 应用于从本科医学教育入职住院医师的可行性。为了使试行方法标准化，创立共享心智模型，核心 EPA 试点小组分别为 13 项 EPAs 制作了一页图表。

这些图表将 2014 年 AAMC 发布的《入职住院医师核心置信职业行为——课程开发者指导手册》中丰富而详细的内容转化为一张张便于使用的图表（AAMC 2014）。图表将提供给使用者每项 EPA 的描述。我们在制作图表的过程中，力求忠实于制订核心 EPA 指南的专家起草小组的原始想法和概念。

我们设想该图表资源使用于：

- 课程开发和评价工具
- 教师发展
- 学生理解
- 置信委员会，档案顾问，以及追踪学生纵向发展的机构

理解一页图表

EPA 的实现需整合多种胜任力（Englander and Carraccio 2014）。每项 EPA 的图表最开始是其主要功能和相关胜任力的列表。功能之后是可观察能力递增行为，描述了医学生向准备好接受间接督导的能力发展方向，按列分别举出了需立即纠正或补救的行为。最后一列则呈现了置信学员的预期行为。

此项行动由核心 EPA 试点小组的课程和评价团队成员领导。13 个 EPA 小组，每个小组的代表分别来自 4～5 个机构，负责创建每项 EPA 的图表。图表的开发是一个明确、标准化的过程，旨在减少变量，并确保与核心 EPA 指南中明文规定的功能、胜任力和行为一致。所列举的行为是从核心 EPA 指南中精心收集后，按照功能和胜任力进行重构，并按照发展轨迹逐一列出的。课程和评价小组通过电话会议，不断与每项 EPA 的核心试点小组成员联系，通过反复审查以提高内容效度。

EPA 课程和评价

要求将多种培养和评价 EPAs 的方法贯穿于整个课程，从而对学员是否做好入职住院医师准备做出终结性的置信决策。图表有助于系统性地确定或绘制学员执行 EPAs 所需的课程要素。在学员开始参与到 EPA 实践前，需制订针对性的前期课程，培养他们所需的知识、技能和态度。

为了实施 EPAs，医学院应该明确 EPAs 课程教授、实践和评价的场所。在其他教学形式中，模拟教学、反思、标准化和结构化的体验都可以提供关于学员胜任力的数据。但是，置信概念的核心是在真实的临床环境中 EPAs 的整体表现，即 EPA 是作为一个整体被教授和评价，而不是各部分相加的总和。

基于工作场所的评价：督导和合作量表

在日常的基础上，临床督导对医学生或住院医师所需的帮助（合作）或督导的程度做出判断并进行交流。"我能让学员自己进入房间吗？相较于单纯的观察，我会让医学生做到什么程度？因为我不在现场观察，我需要复核到什么程度？"目前已有用于临床督导确定学员在特定活动中需要帮助或督导程度的量表（Chen et al 2015；Rekman et al 2016）。这些量表的效度证据有限，至今尚无已发表的数据对其进行比较。鉴于我们最初的经验，核心 EPA 试点小组将统一使用量表的修订版进行试验（附录）。

EPA 1: 病史采集和体格检查

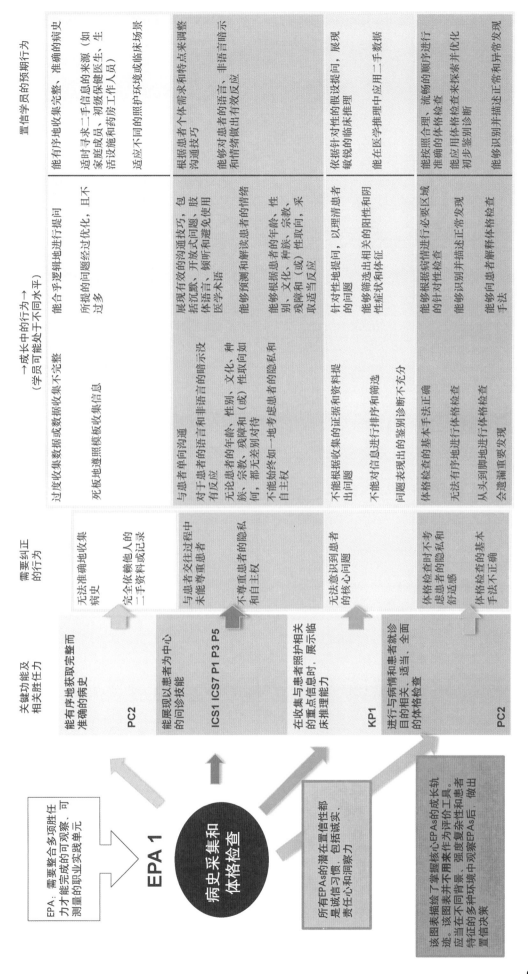

Barron B, Orlander P, Schwartz ML, Obeso V, Brown D, Phillipi C

关键功能及相关胜任力	需要纠正的行为	→成长中的行为→ (学员可能处于不同水平)		置信学员的预期行为
能有序地获取完整而准确的病史	无法准确地收集病史	过度收集数据或数据收集不完整	能合乎逻辑地进行提问 所提的问题经过优化,且不过多	能有序地收集完整、准确的病史 适时寻求二手信息的来源(如家庭成员、初级保健医生、生活设施和药剂人员)
PC2	完全依赖他人的二手资料或记录	死板地遵照模板收集信息		适应不同的照护环境或临床场景
能展现以患者为中心的问诊技能	与患者交往过程中未能尊重患者	与患者单向沟通 对于患者的语言和非语言暗示没有反应	展现有效的沟通技巧,包括沉默、开放式问题、肢体语言、倾听和避免使用医学术语	根据患者个体需求来调整沟通技巧 能够对患者的语言、非语言暗示和情绪做出有效反应
ICS1 ICS7 P1 P3 P5	不尊重患者的隐私和自主权	无论患者的年龄、性别、宗教、种族、文化如何、性别差别对待 不能始终如一地考虑患者的隐私和自主权	能够根据患者的年龄、性别、文化、种族、宗教、残障和(或)性取向,采取适当反应	能够预测和解读患者的情绪
在收集与患者照护相关的重点信息时,展示临床推理能力	无法意识到患者的核心问题	不能根据收集的证据和资料提出问题	针对性地提问,以理清患者的问题	依据针对性的假设进行临床推理
KP1		不能对信息进行排序和筛选	能够筛选出相关的阳性和阴性症状和体征	敏锐的临床推理
		问题表现出鉴别诊断不充分		能在医学推理中应用二手数据
进行与病情和患者就诊目的相关、适当、全面的体格检查	体格检查时不考虑患者的隐私和舒适感	体格检查的基本手法正确	能够根据病情进行必要的针对性检查	能按照合理、流畅的顺序进行准确的体格检查
PC2	体格检查的基本手法不正确	无法有序地进行体格检查 从头到脚地进行体格检查 会遗漏重要发现	能够识别并描述正常发现 能够向患者解释体格检查手法	能应用体格检查来探索并优化初步鉴别诊断 能够识别并描述正常和异常发现

EPA:需要整合多项胜任力才能完成的可观察、可测量的职业实践单元

EPA 1 病史采集和体格检查

所有EPAs的潜在置信性都包括诚实、谦逊这些习惯以及好奇心和洞察力、责任心和责任担力

该图表描绘了掌握核心EPAs的成长轨迹。该图表并不用来对EPAs作为评价工具。应当在不同背景、强度复杂度和观察性环境中观察EPAs后,做出置信的多种综合决策

EPA 2: 接诊后对鉴别诊断排序

EPA: 需要整合多项胜任力才能完成的职业实践单元，可测量的可观察、可

EPA 2

鉴别诊断排序

所有EPAs的潜在置信性都是诚信习惯，包括诚实、责任心和洞察力

该图表描绘了掌握核心EPAs的成长轨迹。该图表并不用来作为评价工具。应当在不同背景、强度复杂性和患者特征的多种环境中观察EPAs后，做出置信决策

关键功能及相关胜任力	需要纠正的行为	→成长中的行为→ (学员可能处于不同的水平)		置学员的预期行为
综合既往病记录、病史、体格检查和初始诊断性评估的基本信息，提出具有科学依据的鉴别诊断 PC2 KP3 KP4 KP2	不能在收集并整合多数据后形成合理的诊断信息，提出形成合理的诊断 缺乏基本的医学知识来进行有效推理	死板地按照模板进行评估 努力进行筛选、排序和建立信息 鉴别诊断过窄、过宽或不准确 难以利用已有知识做出有效推理	能够根据初始诊断假设收集相关信息 能够提出合理的鉴别诊断，但可能会遗漏重要的诊断信息 开始根据疾病脚本（模型）组织知识，产生并支持诊断	基于假设收集不同来源的相关信息 能够筛选、排序并建立信息源间的联系 能够提出恰如其分的相关鉴别诊断 能够将知识应用于恰如其分的相关鉴别 能够将知识应用于疾病脚本（模型），从而产生并支持某一诊断
排序并持续整合新信息，不断更新鉴别诊断，同时处理模糊问题 PC2 KP3 KP4 KP2	忽视新出现的诊断性信息 当被问及鉴别诊断时，会变得抵触和（或）有攻击性	无法整合新信息，以更新鉴别诊断 不能从容面对不确定情况	能考虑新出现的信息，但不能全部整合起来并更新鉴别诊断 能意识到不确定情况，接受质疑和挑战	寻找并整合新信息，以更新鉴别诊断 鼓励患者和团队其他成员提出质疑和挑战
参与和团队成员沟通，以认可并确定初步诊断，从而指导处理计划的制订 PC4 KP3 KP4 PPD8 PBL1	忽视团队成员的建议 尚未得到团队成员的认可，就制订可行的、激制订的行为/处理计划	没有针对性，推荐过多的诊断 全部处理计划依靠团队成员来制订	咨询团队成员后，根据鉴别诊断的发展状况，推荐适当的诊断性评估	根据团队意见，提出诊断和处理计划 向团队成员寻求帮助
未能解释并记录临床推理的过程 KP3 KP4 ICS2	未能解释并记录临床推理的过程	不能完整地解释和记录临床推理过程	解释并记录临床推理过程	记录完整且简洁，能够解释临床推理过程

Green M, Tewksbury L, Wagner D, Obeso V, Brown D, Phillipi C

EPA 3: 推荐和解释常规诊断性检查和筛查检测

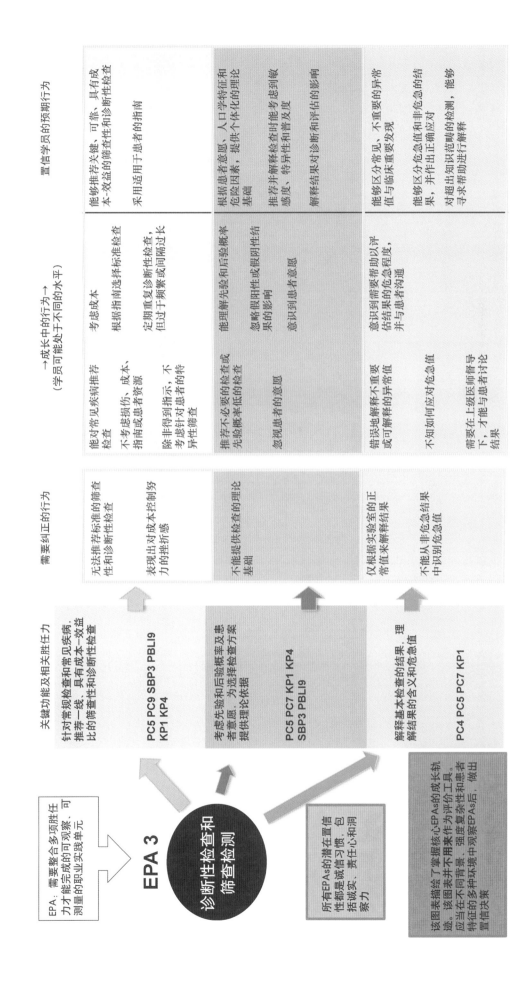

	需要纠正的行为	→成长中的行为→ (学员可能处于不同的水平)		置信学员的预期行为
关键功能及相关胜任力				

针对常规检查和常见疾病，推荐一线、具有成本比的筛查性和诊断性检查

PC5 PC9 SBP3 PBLI9 KP1 KP4

- 无法推荐标准的筛查性和诊断性检查
- 表现出对成本控制努力的挫折感

- 能对常见疾病推荐检查
- 不考虑损伤、成本、指南或患者资源
- 除非得到指示，不考虑针对患者的特异性筛查

- 考虑成本
- 根据指南选择标准检查
- 定期重复诊断性检查或间隔过长

- 能够推荐关键、可靠、具有成本-效益的筛查性和诊断性检查
- 采用适用于患者的指南

考虑先验概率及患者意愿，为选择检查方案提供理论依据

PC5 PC7 KP1 KP4 SBP3 PBLI9

- 不能提供检查的理论基础

- 推荐不必要或低的检查
- 忽视患者的意愿

- 能理解先验和后验概率
- 能理解假阴性或假阳性结果的影响
- 意识到患者意愿

- 根据患者意愿、人口学特征和危险因素，提供个体化的理论基础
- 推荐并解释检查时能考虑到敏感度、特异性和普遍度
- 解释结果对诊断和评估的影响

解释基本检查的结果，理解结果的含义和危急值

PC4 PC5 PC7 KP1

- 仅根据实验室的正常值来解释结果
- 不能从非危急急结果中识别出危急值

- 错误地解释不重要或可解释的异常值
- 不知如何应对危急值
- 需要在上级医师督导下，才能与患者讨论结果

- 意识到需要帮助以评估结果的危急程度，并与患者沟通

- 能够区分常见、不重要的异常值与临床重要发现
- 能够区分危急值和非危急结果，并作出正确应对
- 能够对超出知识范畴的检测，能够寻求帮助进行解释

EPA: 需要整合多项胜任力才能完成的可观察、可测量的职业实践单元

EPA 3

诊断性检查和筛查检测

所有EPAs的潜在置信性都是诚信习惯，包括诚实、责任心和洞察力

该图表描绘了掌握核心EPAs的成长轨迹。该图表并不用来作为评价工具。应当在不同背景、强度复杂性和患者特征的多种环境中观察EPAs后，做出置信性决策。

Biskobing D，Chang L，Thompson-Busch A，Obeso V，Brown D，Phillipi C

EPA 4: 开具并讨论医嘱和处方

EPA: 需要整合多项胜任力才能完成的可观察、可测量的职业实践单元

EPA 4 — 开具并讨论医嘱和处方

所有EPAs的潜在置信品质都是诚信和对等、包括诚实、责任心和洞察力

该图表描绘了掌握核心EPAs的成长轨迹。该图表未用来作为评价工具。应当在不同背景、强度复杂情境的多种环境中观察性特征患者和观察EPAs后，做出置信和判断决策

关键功能及相关胜任力	需要纠正的行为	→成长中的行为→（学员可能处于不同的水平）		置信学员的预期行为
		无法意识到向时遵循或脱离标准医嘱	意识到向时遵循或脱离标准医嘱水平	
PC6 PBLI1　高效、有效地开具口头、书面和电子医嘱	无法开具医嘱或输入电子医嘱或书写医嘱给患者，或医嘱错误）；未遵循既有规定开具医嘱	无法意识到向时遵循或脱离标准医嘱；过度开具检查（采用鸟枪法）；过于自信，不会复查医嘱	意识到向时遵循或脱离标准医嘱；完成简单的医嘱；展现出工作场所中开具医嘱的初步知识；提出问题，接受反馈	常规识别向时需要遵循或脱离脱离遵循标准医嘱；能够完成复杂的、需要随时间调整剂量或频次的医嘱（如药物减量方案）；采用合理的方式开具医嘱（如根据结果开具其他检查）；认识到自身局限性，寻求帮助
PC5 PC2　展现出对患者病情的理解，以支持开具的医嘱	缺乏开具医嘱的基本知识；面对质疑表现出抵触	筛选和整合信息困难，无法求得最佳诊断和治疗；无法阐明医嘱背后的原理	能够阐明医嘱背后的原理；可能不会敏感地捕捉到细微的体征或检查发现以指导医嘱开具	识别模式，开具诊断和（或）治疗时参考患者的情况；解释检查结果如何影响临床决策
PBLI7　通过关注患者的特异因素、可利用资源和对安全警报案的适当反应进行识别和避免错误	漠视旨在避免药物相互作用的信息；被他人建议调整剂量时，未修改；无视警报	未充分利用可以避免错误的信息；过度依赖技术以明确药物相互作用和（或）风险（例如，智能手机或电子健康档案提示无法解释相关联性）	不能始终如一、安全地开具处方，例如必要时对患者的体重、年龄、肾功能、合并症、剂量和间隔进行复核	当书写或录入处方或医嘱时，按照安全习惯进行常规处理；对电子健康档案的安全警报进行反应，理解其原理；使用电子资源添补知识欠缺，确保书写处方安全（如药物相互作用、治疗指南）
ICS1 SBP3　与团队、患者和家属讨论计划开具的医嘱和处方	开具患者和家属的健康或文化信仰相抵触的医嘱和（或）处方	未与他人沟通或沟通模式，向沟通者做出正确的（"这就是我们应当这么做的……"）；不考虑医嘱成本或患者意愿	根据患者意愿修改开具计划；将成本控制努力描述为外部干预，干扰医患关系	录入的医嘱能够反映与患者、家属和团队双向交流的结果；考虑医嘱的成本，以及患者执行计划的能力和意愿

Phillipi C

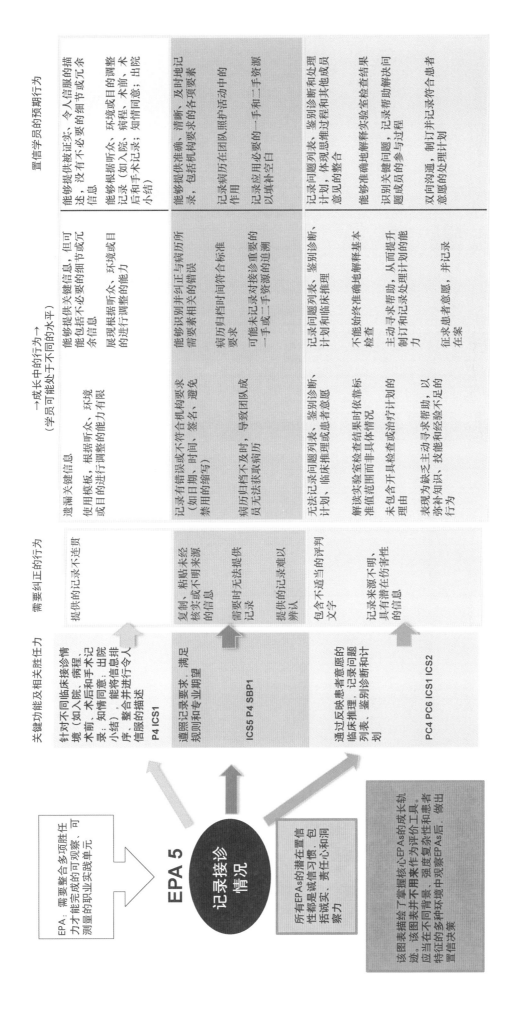

EPA 5：在病历中记录接诊情况

Carter TJ, Drusin R, Moeller J, Obeso V, Brown D, Phillipi C

101

EPA 6: 口头汇报接诊情况

EPA：需要整合多项胜任力才能完成的可观察、可测量的职业实践单元

关键功能及相关胜任力	需要纠正的行为	→成长中的行为→（学员可能处于不同的水平）	置信学员的预期行为
汇报个人收集的、得到验证的信息，承认存在不确定的领域 PC2 PBL1 PPD4 P1	无法回答问题时，能编造信息 面对质疑时，表现出抵触	收集信息不完整或过于详尽 未能核实信息 无法获得敏感性的信息	承认知识上的差距，对不确定领域进行调整，然后寻求获得额外信息	汇报个人证实、准确的信息，包括敏感性的信息 承认知识上的差距，对不确定领域进行反思，寻求额外信息以阐明或改进汇报
提供准确、简洁、条理清晰的口头汇报 ICS2 PC6	以无条理、不连贯的方式进行汇报	汇报不简洁或漫无目的 遗漏信息或出现冗余信息，导致汇报不严谨	围绕主要关注内容组织汇报 被询问时，能够识别相关阴性和阳性证据来支持眼设 用有限的信息来支持处理计划	对信息进行筛选、整合和排序，汇报简洁且条理清晰 整合相关阳性和阴性证据以支持假设 提供合理证据以支持计划
按照受众的需求来调整口头汇报 ICS1 ICS2 PBL1 PPD7	汇报信息的方式令患者家属恐慌	汇报时遵循模板 汇报时使用缩略语和医学术语 汇报时表现得过于自信或信心不足	经提示，能够根据交流信息的情境和受众的时长和复杂程度	根据交流信息的情境和受众来调整汇报时间和复杂程度 表现出适当的自信，令患者及家属放心
尊重患者的隐私和自主权 P3 P1 PPD4	不尊重患者的隐私和自主权	汇报患者的敏感性信息时，缺乏情境意识 未能让患者及家属参与到对照护的讨论中	能考虑患者的意愿和隐私需求	讨论患者情况时，能考虑具体情境，尊重患者的隐私和秘密 积极征求患者的意愿，使其参与共同决策

EPA 6

口头汇报接诊情况

所有EPAs的潜在置信性都基于掌握核心EPAs的成长轨迹。该图表并不用来作为评价工具。应当在不同背景、强度和复杂性的多种特征的多种环境中观察EPAs后，做出置信决策

该图表绘了掌握核心EPAs的成长轨迹。该图表并不用来作为评价工具。应当在不同背景、强度和复杂性特征的多种环境中观察复杂性特征的多种环境中观察EPAs后，做出置信决策

102

Catallozzi M，Dunne D，Noble JM，Obeso V，Brown D，Phillipi C

EPA 7: 提出临床问题和检索证据以提高患者照护质量

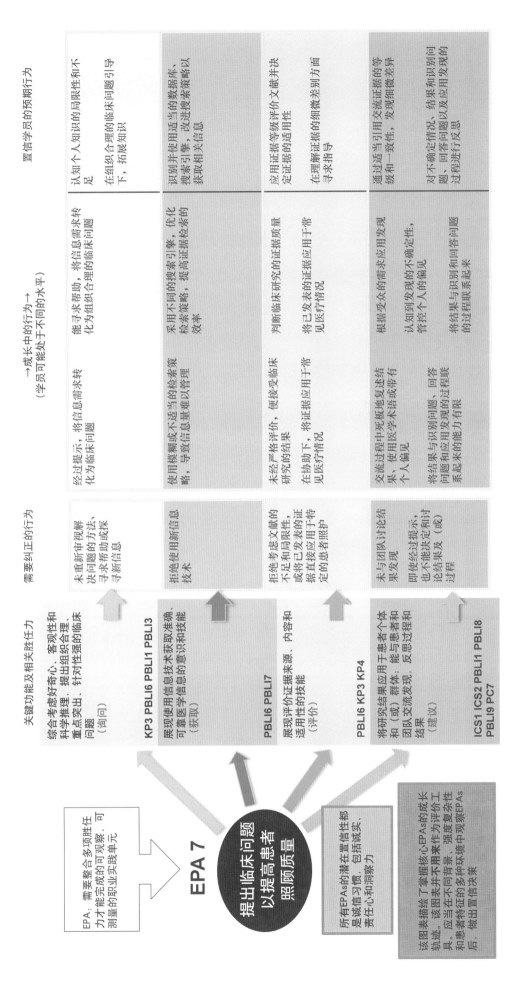

EPA：需要整合多项胜任力才能完成的可观察、可测量的职业实践单元

EPA 7

提出临床问题以提高患者照顾质量

所有EPAs的潜在置信性都是诚信习惯，包括诚实、责任心和洞察力

该图表描绘了掌握核心EPAs的成长轨迹。该图表并不用来作为评价工具，应当在不同背景、强度复杂性和患者特征的多种环境中观察EPAs后，做出置信决策

关键功能及相关胜任力

综合考虑好奇心、客观性和科学推理，提出组织合理、重点突出、针对性强的临床问题（询问）

KP3 PBLI6 PBLI1 PBLI3

展现使用信息技术获取准确、可靠医学信息的意识和技能（获取）

PBLI6 PBLI7

展现评价证据来源、内容和适用性的技能（评价）

PBLI6 KP3 KP4

将研究结果应用于患者个体和（或）群体；能与患者和团队交流发现、反思过程和结果（建议）

ICS1 ICS2 PBLI1 PBLI8 PBLI9 PC7

需要纠正的行为

未重新审视解决问题的方法、寻求帮助或探寻新信息

拒绝使用新信息技术

拒绝考虑文献的不足和局限性，或将已发表的证据直接应用于特定的患者照护

未与团队讨论结果及发现

即使经过提示，也不能决定和讨论结果及过程

→成长中的行为→
（学员可能处于不同的水平）

经过提示，将信息需求转化为临床问题

使用模糊或不适当的检索策略，导致信息量难以管理

未经严格评价，便接受临床研究的结果

在协助下，将证据应用于常见医疗情况

交流过程中死板地复述结果、使用医学术语或带有个人偏见

将结果与识别问题和应用发现的过程联系起来的能力有限

能寻求帮助，将信息需求转化为临床问题

采用不同的搜索引擎、优化检索策略，提高证据检索效率

判断临床研究的证据质量

将已发表的证据应用于不常见医疗情况

根据受众的需求应用发现结果

认知到发现的不确定性，管控个人的偏见

将结果与识别和回答问题的过程联系起来

置信学员的预期行为

认知个人知识的局限性和不足

在组织合理的临床问题引导下，拓展知识

识别并使用适当的数据库、搜索引擎，改进搜索策略以获取相关信息

应用证据等级评价文献并决定证据的适用性

在理解证据的细微差别方面寻求相关指导

通过适当引用交流证据的等级和一致性，发现细微差异

对不确定证据的等级、结果和识别问题、回答问题以及应用发现的过程进行反思

Cocks P, Cutrer WB, Esposito K, Lupi C, Obeso V, Brown D, Phillipi C

103

EPA 8：转入或转出患者时照护责任的交接

EPA：需要整合多项胜任力才能完成的可观察、可测量的职业实践单元

EPA 8 转入或转出的患者交接

→成长中的行为→（学员可能处于不同的水平）

关键功能及相关胜任力	需要纠正的行为	成长中的行为		置信学员的预期行为
记录和更新电子交接工具，并用其进行结构化的口头交接 PBL17 ICS2 ICS3 P3 *移交者	无法始终应用标准化工具或使用代替工具 提供的信息不完整和（或）患者信息出现多处错误	使用电子交接工具；不能始终更新工具 所提供的患者信息杂乱无章、过于详细和（或）过于简洁	始终根据最相关的信息更新电子交接工具，并使用标准模板 根据具体情况和受众调整患者信息 可能遗漏相关信息或汇报无关信息	始终应用清晰、相关和简洁的文档，更新电子交接工具 调整并应用标准模板的所有元素 口头交接重点突出、相关且简洁
使用已知的沟通策略进行交接，最大限度地减少交接过程中的风险 ICS2 ICS3 *移交者	精神不集中 在不恰当的时间和环境中进行交接	需要帮助以减少干扰和分心 情境意识低	时间管理方面需要给予帮助 关注自己的交接工作，并了解他人的需求	避免中断和干扰 有效管理时间 具备情境意识
提供简洁的口头交流，说明疾病的严重程度、情境意识、行动计划和应急计划 ICS2 PC8 *移交者	沟通过程中缺乏标准交接所需的全部关键元素	无法始终沟通标准交接工具中的关键元素 无法提供行动计划和应急计划	识别疾病严重程度 提供不完整的行动列表和应急计划 制订的应急计划不清晰	准确地强调疾病的严重程度 提供不完整的行动计划和合适的应急计划
提供或征询对交接沟通的反馈，确保闭环沟通 PBL15 ICS2 ICS3 *移交者与接收者	不反馈或抵触反馈 对反馈的作用缺乏洞察力 不能总结（或重复）关键点，从而不能形成有效的闭环沟通	提供的反馈不完整；给予时能接受反馈 不能鼓励团队其他成员表达自己的想法和意见 不能始终应用总结性陈述和（或）询问需要明确的问题	接受反馈并进行调整 总结性陈述过于复杂 不能始终使用复述技术	定期提供征求和求证的反馈，积极倾听并非反馈 确定有待改进之处 相互询问需要明确的问题，并使用复述技术
表现出对患者隐私和秘密的尊重 P3 *移交者与接收者	不知道HIPAA政策 侵犯患者的隐私和秘密	知道HIPAA政策	意识到并尝试尽量减少侵犯患者的隐私和秘密	能始终考虑患者的隐私和秘密 强调并尊重患者的意愿

所有EPAs的潜在置信性都是诚实度、责任心和洞察力

该图表描绘了掌握核心EPAs的成长轨迹。该图表并不用来作为评价工具，应当在不同背景、多种复杂程度和患者特征的多种环境中观察EPAs后，做出置信决策

*功能分别为"移交者"或"移交者与接收者"设计

Aiyer M，Garber A，Ownby A，Trimble G，Obeso V，Brown D，Phillipi C

EPA 9：参与跨学科团队

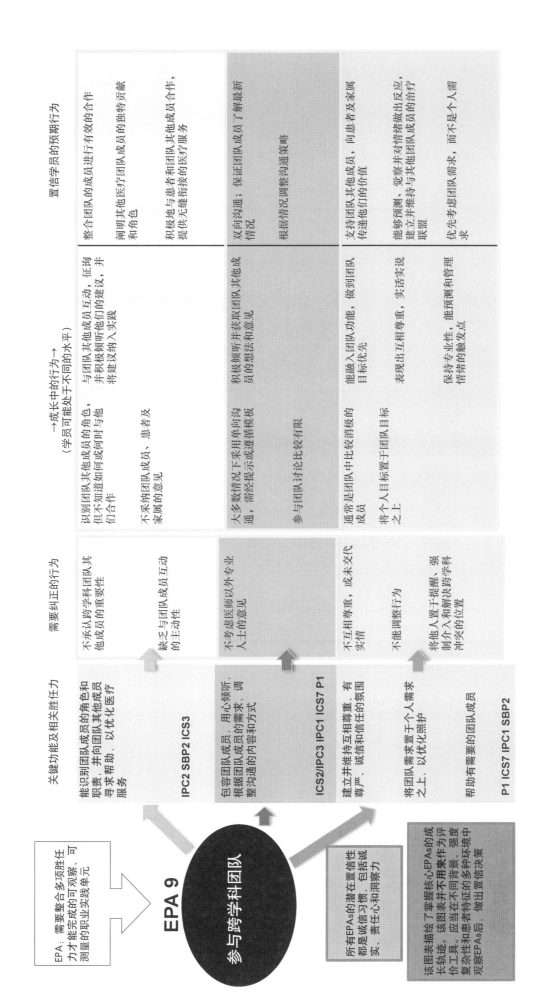

EPA：需要整合多项胜任力才能完成的可观察、可测量的职业实践单元

EPA 9

参与跨学科团队

所有EPAs的潜在置信信任都是诚信习惯，包括诚实、责任心和洞察力

该图表描绘了掌握核心EPAs的成长轨迹。该图表并不用来作为评价工具，应当在不同背景、强度、复杂性和患者特征的多种环境中观察EPAs后，做出置信决策

关键功能及相关胜任力

能识别团队成员的角色和职责，并向团队其他成员寻求帮助，以优化医疗服务

IPC2 SBP2 ICS3

包容团队成员，用心倾听，根据团队成员的需求，调整沟通的内容和方式

ICS2/IPC3 IPC1 ICS7 P1

建立并维持互相尊重、诚信和信任的氛围

将团队需求置于个人需求之上，以优化照护

帮助有需要的团队成员

P1 ICS7 IPC1 SBP2

需要纠正的行为

不承认跨学科团队其他成员的重要性

缺乏与团队成员互动的主动性

不考虑医师以外专业人士的意见

不互相尊重实情

不能调整行为

将他人置于提醒、强制介入和解决跨学科冲突的位置

→成长中的行为→
（学员可能处于不同的水平）

识别团队其他成员的角色，但不知道如何或何时与他们合作

不采纳团队成员、患者及家属的意见

与团队其他成员互动，征询并积极倾听他们的建议，并将建议纳入实践

大多数情况下采用单向沟通，需经提示或遵循模板

参与团队讨论比较有限

积极倾听并采取团队其他成员的想法和意见

通常是团队中比较消极的成员

将个人目标置于团队目标之上

能融入团队功能，做到团队目标优先

表现出互相尊重，实话实说

保持专业性，能预测和管理情绪的触发点

置信学员的预期行为

整合团队的成员进行有效的合作

阐明其他医疗团队成员的独特贡献和角色

积极地与患者和团队其他成员合作，提供无缝衔接的医疗服务

双向沟通；保证团队成员了解最新情况

根据情况调整沟通策略

支持团队其他成员，向患者及家属传递他们的价值

能够预测、觉察并对情绪做出反应，建立并维持与其他团队成员的治疗联盟

优先考虑团队需求，而不是个人需求

Brown D，Gillespie C，Warren J，Obeso V，Brown D，Phillipi C

105

EPA 10: 识别急重症并进行评估和管理

EPA: 需要整合多项胜任力才能完成的可观察、可测量的职业实践单元

EPA 10 — 识别急重症

- 胸痛
- 精神状态改变
- 气促和低氧血症
- 发热
- 低血压或高血压
- 心动过速或心律失常
- 少尿、无尿或尿潴留
- 电解质紊乱
- 低血糖或高血糖

所有EPAs的潜在置信性都是诚信习惯，包括诚实、责任心和洞察力

该图表描绘了掌握核心EPAs作为评价工具的成长轨迹。该图表并不用来作为评价工具。应当在不同背景、强度复杂性情境中观察患者后，做出置信的决策

关键功能及相关胜任力	需要纠正的行为	→成长中的行为→（学员可能处于不同的水平）	置信学员的预期行为
识别正常和异常生命体征，这些体征与躯体和疾病特异性的因素相关，该因素是使患者失代偿的潜在病因 PC2 PC4 PC5	未能识别失代偿患者生命体征的趋势或改变	在急重症情况下，在收集、排序和整合信息，作出针对患者的鉴别诊断方面的能力有限 ‖ 识别异常值或意外结果或数据，并寻求解释	根据患者和疾病特异性的因素，识别患者生命体征的变化；在急重症情况下，能收集、筛选、排序与患者失代偿相关的信息
认识到患者病情的严重程度、升级照护的指征，启动治疗和处理 PC4 PC3 PC2 PC5 PC6 PPD1	面对急重症患者，不能识别其临床状况的变化，及寻求帮助	遗漏患者临床状态的异常或无法预测下一步措施；接受帮助 ‖ 识别相关临床症状或意外结果或数据；寻求帮助	在患者病情恶化早期作出反应，并及时寻求帮助；优先处理前需照护和关键的干预措施
启动并参与代码响应，提供基础和高级生命支持 PC1 PPD1 SBP2 IPC	处理失代偿患者时，采取的干预方式会削弱或损害团队的能力	可能会被多个问题分散注意力，或难以确定优先次序；需要经验提示，才能正确地实施基本操作或生命支持技能；不能与团队其他成员合作 ‖ 展现适当的气道和基础生命支持（BLS）技能；启动基础的处理计划；征求团队其他成员的意见或指导	启动并有效地实施气道管理、BLS和高级心血管生命支持（ACLS）技能；监测初步干预的反应，并相应地调整计划；遵守机构的规程和制度，提升照护质量；在紧急情况下，能根据团队成员的角色和职责进行合作，从而提高效率
意识到患者病情恶化后，沟通病情，明确照护目标，并向家属通报病情变化 ICS2 ICS6 PPD1	未考虑团队其他成员（护士、家属等）对患者病情恶化的担忧；无视患者的照护目标或代理的状态	与家属进行单向沟通；向医疗团队成员提供不必要或不完整的信息；当患者有不同意见时，不考虑患者意愿 ‖ 大多数情况下，能根据受众、目的和具体情境调整沟通内容和信息；积极倾听并鼓励团队成员（包括患者和家属）分享意见；确认照护目标	与医疗团队和家属就照护目标和治疗计划进行及时沟通，并不断更新信息；积极倾听并听取团队成员（幼患者、护士、家属）关于患者病情恶化后采取进一步措施的反馈

Laird-Fick H, Lomis K, Nelson A, Obeso V, Brown D, Phillipi C

EPA：需要整合多项胜任力才能完成的可观察、可测量的职业实践单元

EPA 11 / 获取知情同意

入职第1天，住院医师通过交流，能够获取他们开具和执行的检测或操作的知情同意，包括：免疫接种、药物、中心静脉置管、造影剂和辐射暴露以及输血

所有EPAs的潜在置信性都是减信习惯，包括减实、责任心和洞察力

该图表描绘了掌握核心EPAs的成长轨迹。该图表并不用来作为评价工具。应当在不同背景、强度和复杂性特征的多种环境中观察EPAs后，做出置信决策

关键功能及相关胜任力	需要纠正的行为	→成长中的行为→（学员可能处于不同的水平）	置信学员的预期行为
描述知情同意的关键要素，干预措施的适应证、禁忌证、风险、获益、替代方法和潜在并发症 PC6 KP3 KP4 KP5 P6	缺乏有关干预措施的基本知识 提供不准确或误导性的信息 仅递给患者提供表格，要求其签字	因为没有充分理解其重要性，对知情同意的表现自鸣得意 因个人对干预措施存在偏见，影响知情同意的过程 只能在他人的指导下，才能获得知情同意	提供知情同意的关键要素时，缺乏情节调节 缺乏细节或需要提示	理解并解释知情同意的关键要素 提供完整且准确的信息 知晓何时需要知情同意，视其为正确做法，而非外部强加的措施
与患者和家属沟通，确保他们理解干预措施 PC7 ICS1 ICS7 PC5	使用让患者和家属惊恐的语言 忽视情感暗示 认为翻译员没有帮助或影响效率低下	使用医学术语单向沟通，未征求患者意愿 难以关注到情绪暗示 需要提示才考虑使用翻译员	注意到使用了医学术语，并自我纠正 询问并获知患者的意愿 能意识到情绪暗示 支持使用翻译员	避免使用医学术语 双向沟通，建立融洽的关系 共同决策，获知患者及家属的意愿 及时对情绪暗示作出反应 与翻译员良好合作
在自信和技能间表现出适当的平衡，让患者和家属放心，需要时寻求帮助 PPD1 PPD7 PPD8	表现得过度自信，行为可能对结果有负面影响	显得缺乏自信，增加患者的压力或不适，或过度自信，侵蚀了患者的信任 提出问题 接受帮助	难以说清自己的局限性，以致患者和家属需从高年资同事那里获得确认 寻求帮助	表现出与知识和技能相符的自信，让患者及家属放心 及时寻求帮助

Obeso V，Biehler JL，Jokela JA，Terhune K，Brown D，Phillipi C

EPA 12：执行基本操作

- 基础心肺复苏
- 面罩通气
- 无菌技术
- 静脉穿刺
- 静脉置管
- 尿管置入

EPA：需要整合多项胜任力才能完成的可观察、可测量的职业实践单元

EPA 12 执行基本操作

所有EPAs的潜在置信性都是诚信习惯，包括诚实、责任心和洞察力

该图表绘制了掌握核心EPAs的成长轨迹。该图表并不用来作为评价工具。应当在不同背景、强度、复杂性和患者特征的多种环境中观察EPAs后，做出置信决策

关键功能及相关胜任力	需要纠正的行为	→成长中的行为→（学员可能处于不同的水平）	置信学员的预期行为
展现操作所需技术性技能 PC1	缺乏所需的技术性技能 被提醒，仍未遵循无菌术	技术性技能不稳定 不能可靠地完成操作 不能始终坚持应用综合预防措施和无菌术	展现对实施操作的必要准备 在不同场合、不同时间均能正确地实施操作 能始终坚持采取综合预防措施地实施无菌技术
理解并解释操作相关的解剖、生理、适应证、禁忌证、风险、获益、替代方法和潜在并发症 PC1	缺乏对知识缺陷的认知	不了解操作过程中的关键问题，如适应证、禁忌证、风险、获益、替代方法 对操作的并发症或如何减少并发症的知识有限	具备并应用每项操作的解剖、生理、适应证、风险、获益、替代方案的关键知识 知晓并采取措施降低手术并发症
		能描述操作实施中的大部分关键问题：适应证、禁忌证、风险、获益和替代方法 具备常见并发症的相关知识，努力减少并发症	
与患者及家属沟通，以确保他们理解操作前、后的相关活动 PC7 ICS6 P6	使用不准确的语言或受个人偏见的影响，造成信息被曲解 未顾及患者及家属的意愿 操作前未求得知情同意	使用术语或其他无效的沟通技巧 无法解读出患者的情绪反应 未让患者参与共同决策	操作过程中展现以患者为中心的技能（避免术语、考虑患者的情绪反应） 参与共同决策 考虑患者及家属的意愿，获得适当的知情同意
		交谈中尊重对方，很少使用术语，征询患者及家属的意愿 操作中注意力集中在任务上，努力读懂患者的情绪反应	
表现出自信，让患者及家属放心 PPD7 PPD1	表现得过度自信，行为可能危及患者及医务人员	表现得自信不足，增加患者的压力或不适，或者过于自信，使患者难以完成操作的信任 发生并发症时，能寻求帮助	及时寻求帮助 具备与知识和技能水平相称的自信，让患者及家属放心
	接受他人给予的帮助		

Amiel J, Emery M, Hormann M, Obeso V, Brown D, Phillipi C

EPA 13: 发现系统缺陷，致力于安全文化和改进

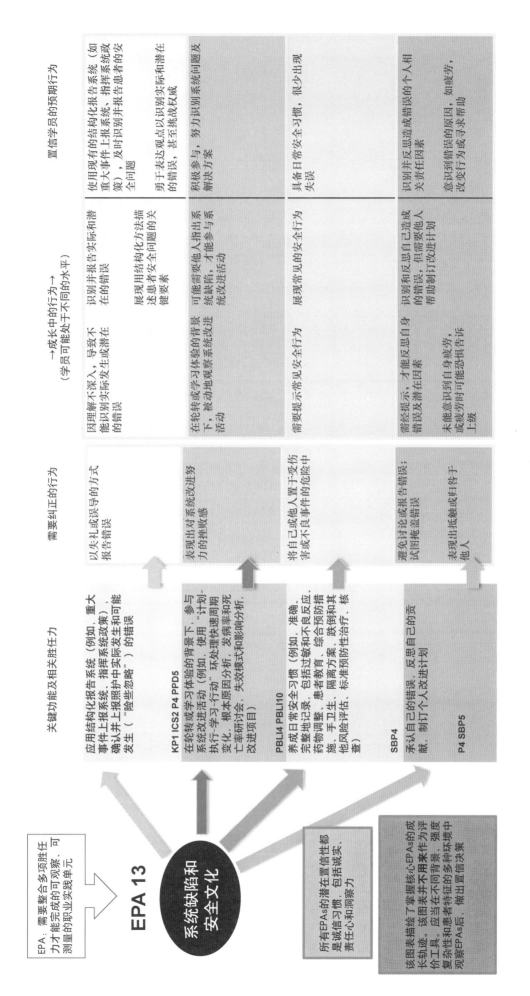

Crowe R, Hyderi A, Rosenfeld M, Uthman M, Yingling S, Obeso V, Brown D, Phillipi C

附录：核心 EPA 试行督导和合作量表

　　关于临床督导者判断学员完成特定行为需要给予多大程度的帮助（合作）或督导的量表，已知的有 Chen 的置信量表和渥太华量表（Chen et al 2015；Rekman et al 2016）。上述量表的效度证据有限，尚没有对其进行比较的已发表的数据。我们列出已发表的工具供您参考。核心置信职业行为试点小组同意采用量表的修订版（见下表）进行试验。量表使用方法的描述请详见核心置信职业行为的网站。

Chen 置信量表修订版：如果你在类似情况下再次督导这名学员，以下哪项描述与你分配任务时的状况一致？	**原版 Chen 置信量表对照节选**（Chen et al 2015）
1b. "看着我做这项任务"	1b. 不允许执行 EPA；允许观察
2a. "让我们一起做这项任务"	2a. 仅允许在主动、全面的督导下执行 EPA，与督导者一起合作完成
2b. "我将看着你做这项任务"	2b. 仅允许在主动、全面的督导下，督导者在场且做好必要时随时进行干预的准备，才能执行 EPA
3a. "你先做，我将复核你的所有发现"	3a. 仅允许在被动 / 需要督导时执行 EPA，督导者须能立即出现，复核所有发现
3b. "你先做，我将复核你的关键发现"	3b. 仅允许在被动 / 需要督导时执行 EPA，督导者须能立即出现，复核关键发现

渥太华量表修订版：督导这名学员时，你需要多大程度地参与任务？	**原版渥太华量表**（Rekman et al 2016）
1. "我来做。"学员需要完整的指导或毫无准备；我不得不自己做大部分工作。	1. "我不得不做。"（即需要完整、手把手的指导，不能做或不给机会做）
2. "我告诉他们如何完成。"学员能够完成部分任务，但需要反复地指导。	2. "我不得不告诉他们如何做。"（即能够完成任务，但需要持续指导）
3. "我不时地指导他们。"学员表现出一定的独立性，仅需要间断的提示。	3. "我不得不时常提醒他们。"（即展现出部分独立性，但需要间断的指导）
4. "我只是以防万一。"学员能够独立工作，只在细微之处或复杂情况下需要帮助。	4. "我需要在场以防万一。"（即能够独立，但没有意识到风险，安全操作仍需要督导）
5.（没有第 5 级：学员在我们的系统里不具备完全独立的资格。）	5. "我不需要在那里。"（即完全独立，知晓风险并安全地实施，已准备好进行操作）